逆轉脂肪肝

肝臟外科醫師 尾形哲——著
營養管理師 牧野直子——食譜設計
涂紋凰——譯

肝臟名醫╳營養師實證設計養肝飲食，
重啟高速代謝、輕鬆瘦肝，免疫力Up！

高寶書版集團

肝臟保健倡議

什麼是
肝臟保健

肝臟保健＝
爲了改善肝功能，主動呵護肝臟的保健活動
(by 尾形哲)

「肝臟保健」7大習慣

1. 每天記錄一次體重(→P112)
2. 飲料選擇水、茶或黑咖啡(→P116)
3. 一餐的主食攝取量控制在一個飯糰的份量(→P5)
4. 蔬菜攝取量改成過去的兩倍(→P6)
5. 確實攝取蛋白質，優先選擇黃豆、魚類、雞肉(→P7)
6. 減少攝取超加工食品(→P117)
7. 每天運動10分鐘以上(→P120)

本書將特別聚焦於重點飲食——
透過「肝臟保健食譜」來告訴大家如何溫柔呵護肝臟

做好肝臟保健，就能從肝臟開始燃燒脂肪，讓肝臟恢復活力！

↓

肝臟恢復活力後，體重隨之下降，身體的不適也會逐漸消失！

↓

能夠健康瘦身！不容易累積疲勞！

順帶一提……人體其實是從「肝臟」開始瘦下來的！
肝臟的脂肪減少 → 內臟脂肪減少 → 皮下脂肪減少

↓

也就是說……只要做好肝臟保健，
各種身體不適都能獲得改善→還能預防生活習慣造成的疾病！

肝臟保健的目標

三個月減少7%的體重！

→減重7%，就能改善脂肪肝！

如果是體重85kg的人……

85×0.07（7%）＝目標約減少6kg

想瘦身的話，該怎麼做呢？

瘦得越快越好！？

一個月減少6kg

OR

還是慢慢來，分成兩個階段！？

第一個月減少2kg
三個月後總共減少6kg

正解！

首先，從一個月減少2kg開始吧

剛開始先設定不勉強的目標！
達成第一個目標的人，最後幾乎都能100%完成最終目標！

不必勉強所以容易開始！

不復胖！

能夠持續一輩子的好習慣！

在「Smart門診*」的患者中，有80%的人透過這樣的兩階段目標設定，成功減去7%的體重！

＊ Smart門診＝尾形哲在佐久市立國保淺間綜合醫院負責的肥胖．脂肪肝專科門診

不再失敗！從肝臟燃燒脂肪的瘦身法！肝臟保健的三大飲食守則

肝臟堆積脂肪的原因

● 攝取過多碳水化合物

肝臟會堆積脂肪，並不是因為飲食中攝取太多脂肪。來自「碳水化合物」的脂肪大約是飲食中脂肪的兩倍。當然攝取過多脂肪也不好，但首先應該先控制碳水化合物！

● 膳食纖維攝取不足

便祕導致糞便長時間停留在腸道中，
不僅促進吸收更多營養素、加速脂肪堆積，
產生的毒素還會直接送到肝臟，加重肝臟負擔。
預防便祕的膳食纖維，對肝功能也有好處！

● 蛋白質攝取不足

人體最大的碳水化合物儲藏庫是肌肉。
肌肉量減少後，無法儲存的碳水化合物增加，
這些碳水化合物轉化為中性脂肪，就會引發脂肪肝。所以一定要確實攝取組成肌肉所需的蛋白質。

↓ 爲了改善這些問題……

只需要遵守 3 個簡單守則！

守則1　每餐主食量控制爲
一個便利商店飯糰的份量（白飯100g）→P5

守則2　蔬菜攝取量改成過去的兩倍
每天的目標是攝取350g以上的蔬菜→P6

守則3　每天分三次攝取
「體重（kg）換算成g」的蛋白質→P7

守則 1

每餐主食量控制為
一個便利商店飯糰的份量

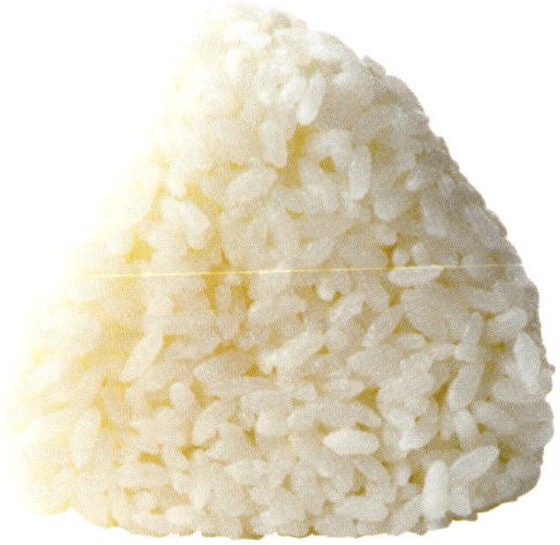

白飯**100g**＝碳水化合物**35.6g**

（～70g）（～約25g）

每一餐都要確實量好份量

碳水化合物並不是完全不能攝取，它是身體重要的能量來源，重點是「減少攝取量」，而不是「完全不吃」。每餐的目標量是一般便利商店飯糰一個的量＝白飯約**100g**。而一碗滿滿的白飯約爲**150g**（碳水化合物約**53g**），所以建議從減少至⅔碗開始。運動量較少的人，可以在不勉強的情況下，嘗試減少到**70g**（碳水化合物約**25g**）。主食不只限於白飯，只要控制碳水化合物量，換成麵包或麵條也可以（→**P21**）。

守則 2

蔬菜攝取量增加到過去的兩倍

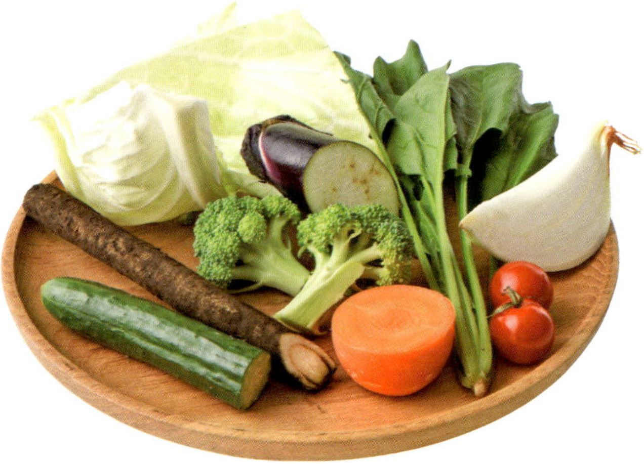

目標是**每天**攝取**350g**以上

來「**Smart**門診」看診的肥胖・脂肪肝患者，蔬菜攝取量僅約爲日本人建議攝取量的一半。因此目標設定爲「以往的兩倍」。蔬菜攝取不足，等於膳食纖維攝取不足，會導致便祕，加重肝臟負擔。建議每天攝取量爲**350g**以上，並且要均衡攝取黃綠色蔬菜與淺色蔬菜。如果以一道小盤蔬菜爲**70g**，一盤沙拉、蔬菜湯、炒蔬菜等爲**140g**來計算，就可以很輕鬆地達成目標（→**P115**）。

守則3

每天攝取體重（kg）換算成g的蛋白質

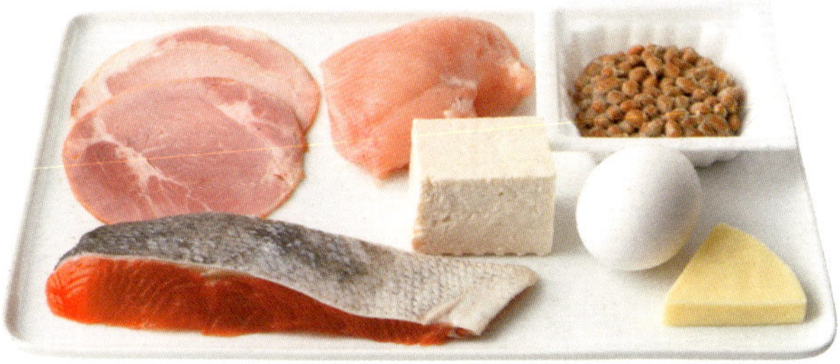

一天分成三次攝取

例如體重80kg的人

＝每天攝取80g

蛋白質是維持與增加肌肉量不可或缺的營養素。能提高基礎代謝，幫助打造不易肥胖的體質，還有助於延長飽足感。重點是不要一次攝取過量，而是分成每餐20～30g，一天攝取三次。優先選擇黃豆製品、魚類、雞肉，並搭配雞蛋與乳製品，均衡攝取。推薦方便又好取得的蛋白質「神之七選」——「納豆、豆腐、水煮蛋、沙拉雞胸肉、鮪魚罐頭、鯖魚罐頭、天然起司」，便利商店常見的豆腐棒也很不錯！

為了實踐這些守則的
三種「養肝定食」提案

食物就是最好的良藥！讓肝臟開心的「養肝定食」

肝臟保健的飲食守則只有三個（→P4～7）。只要遵守這三個守則，就不用在意卡路里！這就是「養肝定食」最大的特點。本書為了讓大家能輕鬆、持續不膩，提出簡單又吃得飽足的定食。即使減少主食，也能靠充足的蛋白質和蔬菜（膳食纖維）來獲得充分的滿足感。在Part5也會介紹以養肝定食為基礎的一週菜單範例，可以當作實踐時的參考！

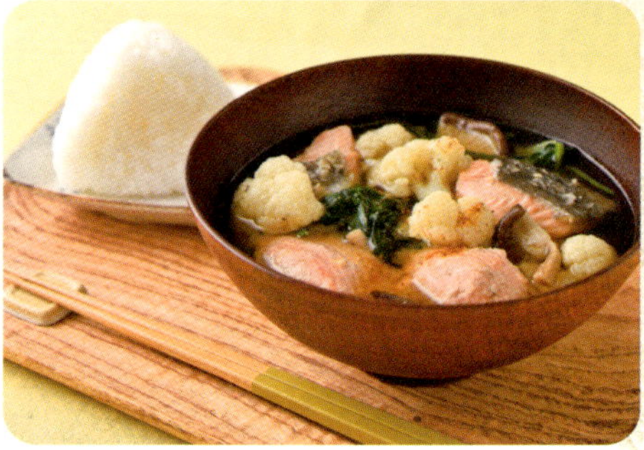

A定食（究極定食）

究極的養肝定食——只要一個飯糰份量的主食搭配配料豐富的湯品就OK！

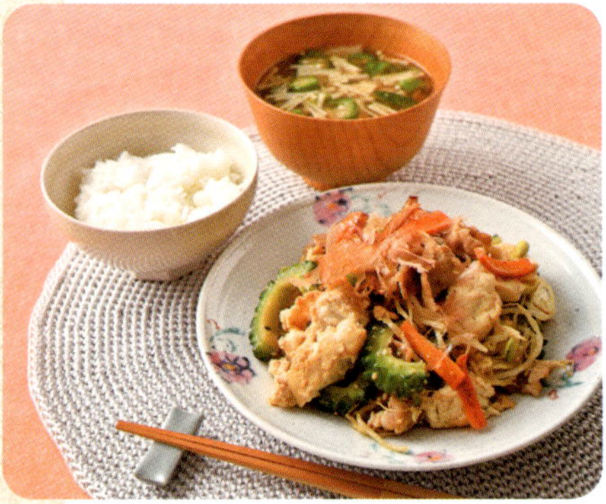

B定食（一湯一菜定食）

一道主菜就能同時攝取蛋白質和膳食纖維！

C定食（一碗料理定食）

偶爾也想吃丼飯或麵類！即使主食量少，也能靠豐富的配料與小菜，獲得滿滿飽足感！

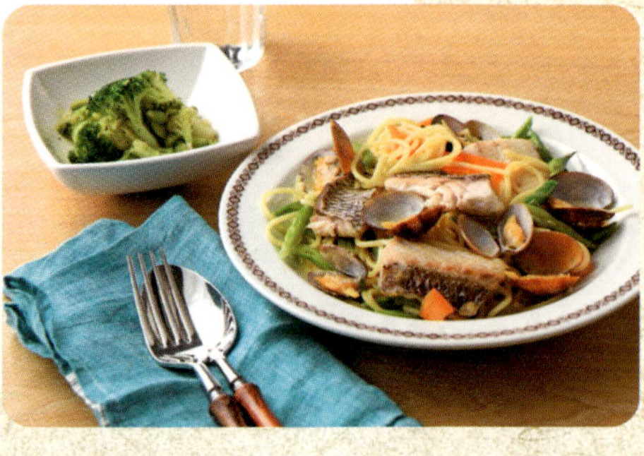

A定食

究極定食

肝臟醫師最推薦！
只要做一鍋湯就完成的簡單定食

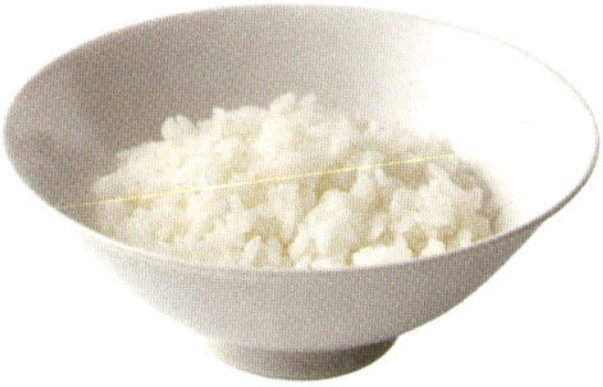

一個便利商店飯糰份量的白飯（100～70g）

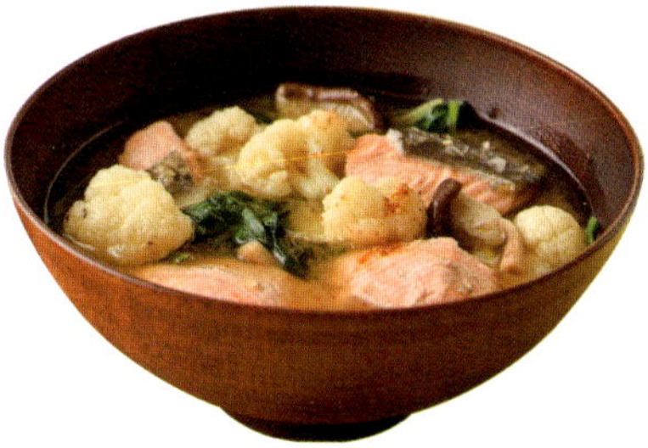

蛋白質與膳食纖維滿滿的配料豐富湯品或小火鍋料理

A定食的優點！

- ☑ 一道料理就能攝取蛋白質與膳食纖維
- ☑ 因爲是湯品， 所以有滿滿的飽足感與咀嚼感
- ☑ 可以事先做好保存！也適合當早餐或午餐
- ☑ 如果覺得蛋白質或膳食纖維攝取不足，也可以加上小菜（詳見Part4）

➜ 食譜請參考Part2（→P32～）

B定食

一湯一菜定食

想吃多樣菜色的人也能滿足！
主菜加湯品的經典定食風格

富含膳食纖維與
蛋白質的主菜

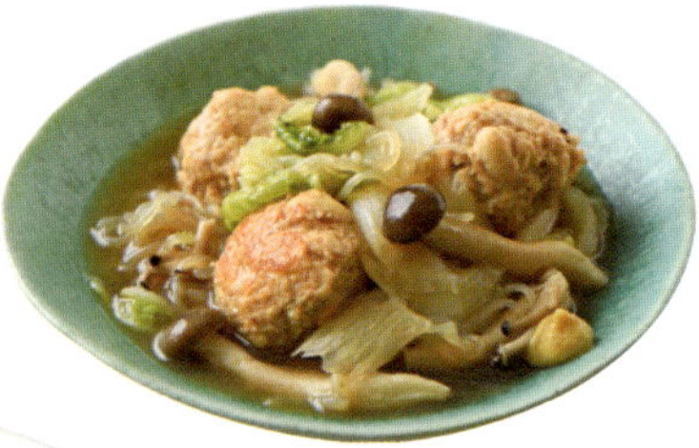

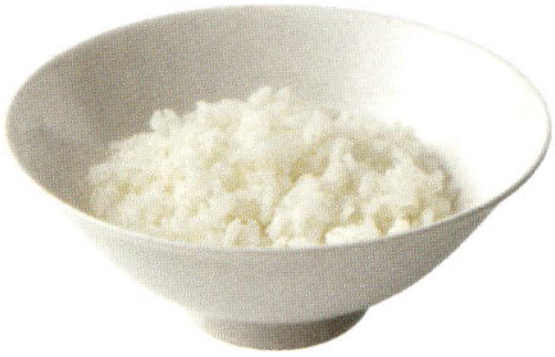

一個便利商店飯糰
份量的白飯
（100～70g）

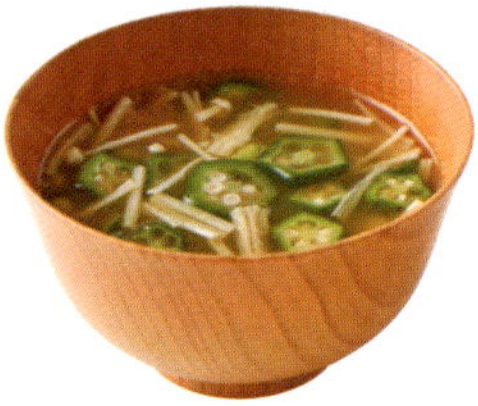

簡單好準備的
味噌湯

B定食的優點！

- ☑ 主菜同時使用蛋白質與膳食纖維食材，一道就能達成營養均衡
- ☑ 適合想好好吃一餐的人，一盤主菜就很有滿足感
- ☑ 如果覺得蛋白質或膳食纖維攝取不足，也可以加上小菜（詳見**Part4**）

➜ 食譜請參考**Part3**（→**P54**～）

C定食

一碗料理定食

用少量主食製作丼飯或麵類，
搭配小菜，兼顧飽足感與營養均衡！

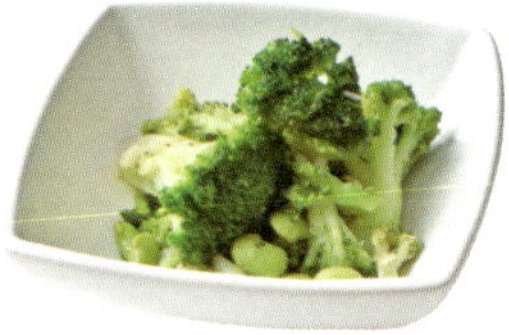

富含膳食纖維或
蛋白質的小菜

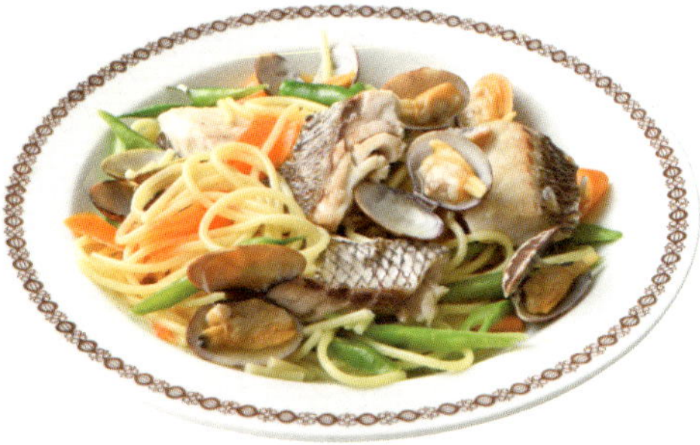

一碗料理
（丼飯．義大利麵．麵類等）

C定食的優點！

- ☑ 推薦給想在減重時也能享受丼飯或麵類的人
- ☑ 運用增量技巧，即使主食量少也能有滿滿份量
- ☑ 善用市售低碳水食材，菜單變化更加豐富
- ☑ 善用可事先準備好的小菜來補充膳食纖維與蛋白質

→ 食譜請參考**Part4**（→P76～）

前言

明明努力忍住不吃甜點，體重卻遲遲沒減下來。
工作時只是稍微勉強自己一天，過了三天都還無法消除疲勞。
即使感冒後乖乖休養三天，一個星期過去卻仍未痊癒。

以前從來沒這樣過……

不只你一個人這麼想。

在肥胖・脂肪肝專科門診「Smart門診」，也有許多三十歲～六十歲的人們帶著相同的煩惱前來求診。**你認爲是因爲「老化」而不得不放棄解決的那些症狀，或許是因爲「脂肪肝」導致肝功能下降所引起的。**因為吃太多、喝太多、運動不足而引發的「脂肪肝」，會在十～二十年這麼長的時間裡，慢慢降低肝臟功能，並帶來上述這些症狀。

因此，才需要「**肝臟保健**」。

所謂肝臟保健，指的是爲了讓肝臟功能變得更好，而改善飲食或從事必要運動的保健法。減少肝臟脂肪、改善肝臟功能之後，也能逐漸找回過去的元氣。體重會自然下降，也能更快恢復疲勞，減少感冒的機會，即使感冒了也能更快痊癒。這是因為肝臟是人體最大的「代謝」、「解毒」、「免疫」器官。

在「Smart門診」，透過照顧肝臟的飲食方法，有超過八成以上的患者在短短三個月內成功減少五公斤以上，並改善脂肪肝。在前一本著作《肝臟才是一切》（暫譯，肝臓こそすべて）中，我詳細說明為什麼脂肪堆積在肝臟會導致身體不適，也提到在「Smart門診」實際實施操作並獲得成效的脂肪肝改善法。慶幸有許多讀者回饋，光是依照前一本書中的方法調整飲食，不去醫院也成功改善脂肪肝。另一方面，有很多讀者提出希望能知道「該吃什麼、該吃多少」、「有沒有防止復胖的吃法」以及「想要更具體的食譜集」的需求。

本書就是一本集結「照顧肝臟該吃的料理」，可以終生使用的食譜集。

肝臟保健的關鍵就在於飲食。

無論再怎麼努力運動，如果不從飲食下手，就無法改善脂肪肝。

請務必依照本書內容，持續三個月的肝臟保健飲食。

隨著肝臟的脂肪慢慢減少，你的身體狀態也會逐漸出現變化。

本書的食譜，是由出版過多本兼顧美味與營養平衡食譜書的營養管理師牧野直子老師負責設計。

這次她根據「Smart門診」的方法，特別為本書全新設計了一系列精選食譜。在此表達誠摯的感謝。

「肝臟保健」不需要昂貴的食材、藥品、保健食品或營養補充品。

只要用超市能買到的食材，就能讓肝臟恢復健康。

希望這本食譜，能成為以下人群手中的參考書：

和二十歲時相比，體重增加了五公斤以上的人；

在健康檢查中被指出「脂肪肝」、「肝功能異常」、「血脂異常」的人；

所有想要找回過去元氣的人。

如果這本書能成為讀者肝臟保健的聖經，

無論是在減重期還是維持期，都能長久使用。

身為共同作者，我將感到無比榮幸。

二〇二四年一月

肝臟外科醫師

尾形哲

目錄

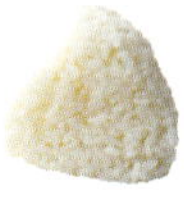

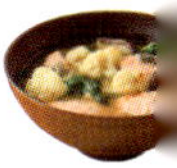

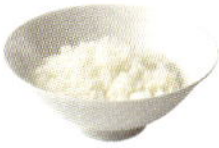

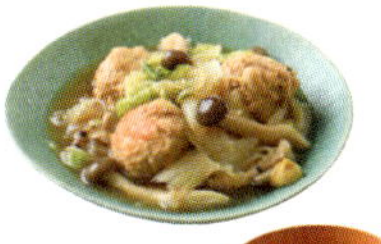

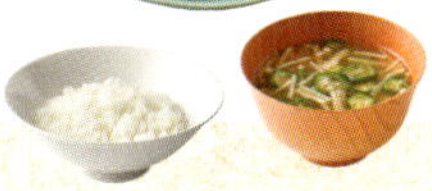

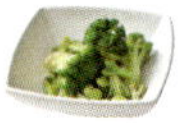

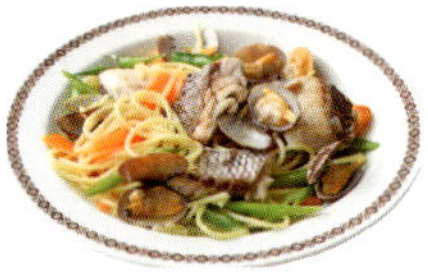

設計、排版：松田剛、猿渡直美、前田師秀、石倉大洋（Tokyo 100millbar Studio）
攝影：村尾香織
造型：深川あさり
料理助理：德丸美沙（Studio食）
插畫：ナカオテッペイ
編輯・採訪：時岡千尋（cocon）
校對：菅野ひろみ

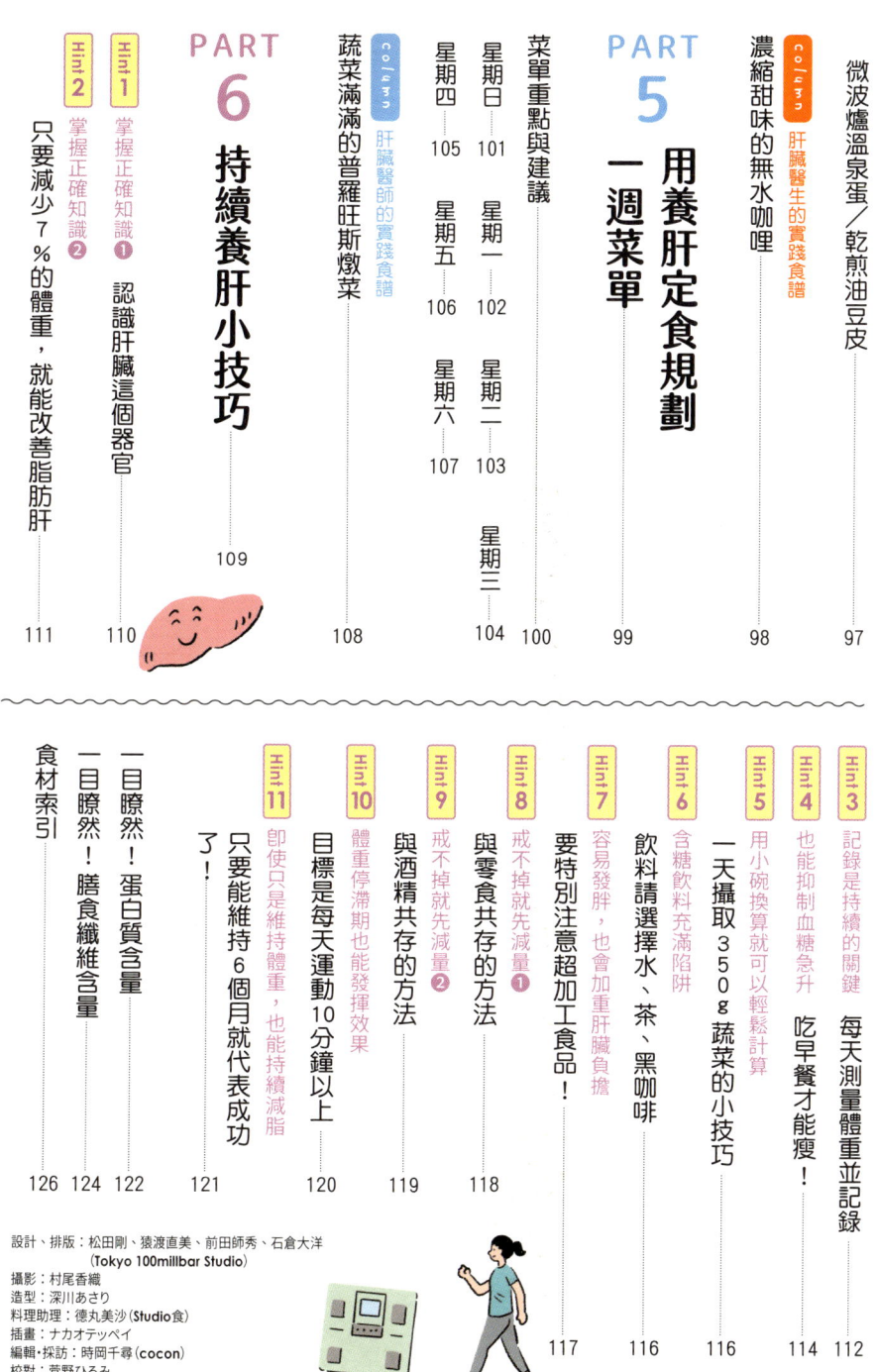

本書的使用說明

PART2～4

PART2介紹的是「A定食」的食譜、PART3介紹的是「B定食」的食譜、PART4介紹的是「C定食」的食譜

（※PART4的小菜是可事先製作的常備菜，有標示保存期限。保存方式為冷藏，保存期限僅供參考，依實際保存狀態可能有所不同，請特別留意。）

小重點

部分食譜會附上營養要點或變化版的建議。

材料與份量標示

- 份量標示為ml＝cc、1杯＝200ml、1大匙＝15ml、1小匙＝5ml
- 植物油部分，可使用家中常備的米油、芥花油或沙拉油等。
- 高湯粉使用的是顆粒型。
- 高湯若無特別註明，指的是柴魚昆布高湯。

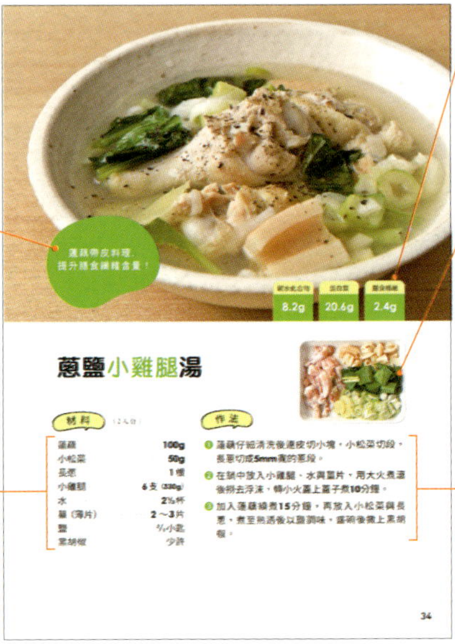

營養價值

本書介紹的食譜，標示的是每人份碳水化合物量、蛋白質量、膳食纖維量。搭配的主食或湯品等營養價值不包含在內。

材料份量

材料部分標示的是各份量的使用量。

調味料類則省略標示。

作法說明

- 基本處理步驟如洗淨、去皮、去蒂頭或根部、去除菇類的根蒂等事前備料，均省略說明，請視情況自行處理。
- 加熱時間為參考值，請視狀況調整。
- 微波爐加熱以600W為基準，實際時間依所使用機型不同可能有所差異。

PART5

使用PART1～4介紹的食譜，規劃出一週菜單範例。

菜單範例

標示各食譜的作法頁數。另外也加入變化版建議，或者食譜以外的簡單料理選項。

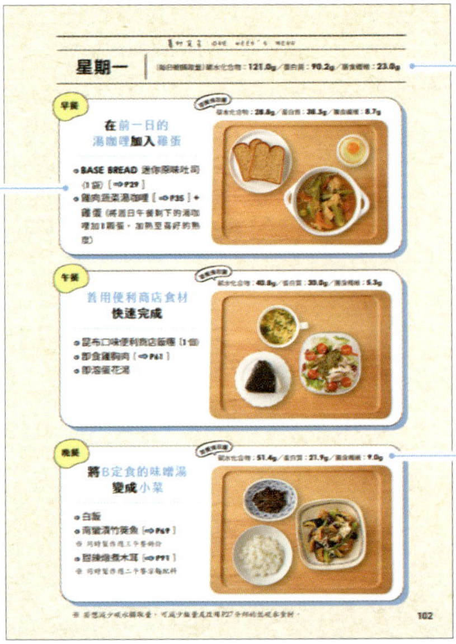

每日營養價值

標示每日每人份的碳水化合物量、蛋白質量、膳食纖維量。每天可能會有些微變動，但以一週平均來看，每天平均碳水化合物量約113g、蛋白質量約72g、膳食纖維量約25g。設計上為碳水化合物較少、蛋白質和膳食纖維較多。請依自身體格或當日其他餐食狀況適度調整。

每餐營養價值

標示每餐每人份的碳水化合物量、蛋白質量、膳食纖維量。

關於營養價值

本書的營養計算，根據「日本食品標準成分表2020年版（八訂版）」。

營養計算／Studio食

PART 1

主食攻略術

肝臟保健食譜的關鍵就在主食！
不是「不吃」主食，而是「減量」。
本章介紹美味、飽足又不容易膩的主食，
讓你能輕鬆持續下去的主食攻略術！

了解每餐的主食量

主食量要確實秤重管理！

每天的碳水化合物攝取量目標是一三〇g以內。換算成每餐，大約控制在二〇～四〇g之間。以便利商店的飯糰來說，飯量約一〇〇g，碳水化合物量約三五．六g，可以當作參考基準。

一般飯碗一碗約一五〇g，請減至⅔～½左右。左頁也有列出除了白飯之外，其他主食的參考量。建議選擇血糖值上升速度較慢的「低GI」食物。

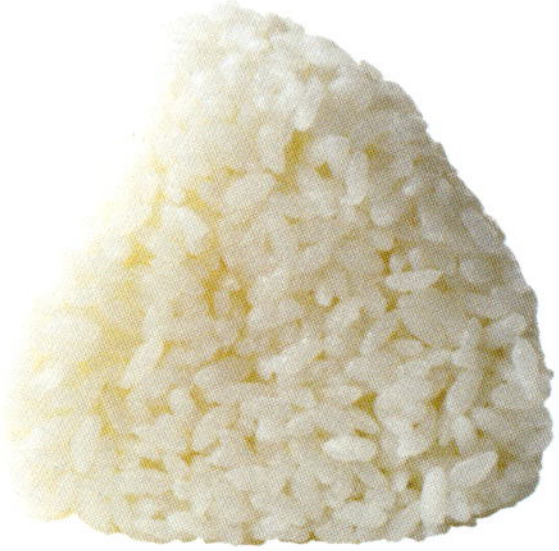

飯糰1個

＝

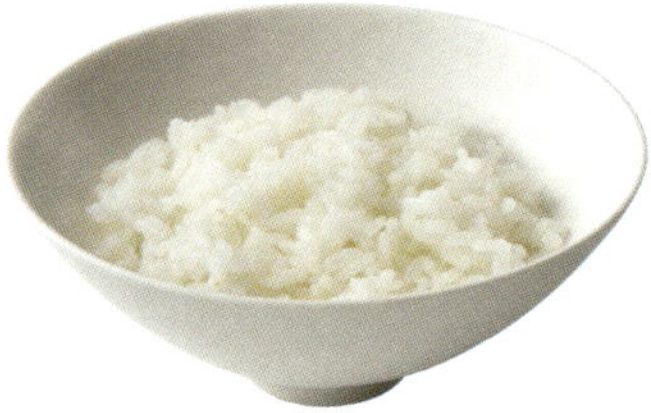

飯碗⅔碗

白飯100g＝碳水化合物量35.6g

※建議白飯控制在100g～70g（碳水化合物約25g）。

持續下去的小訣竅

選擇小尺寸飯碗！

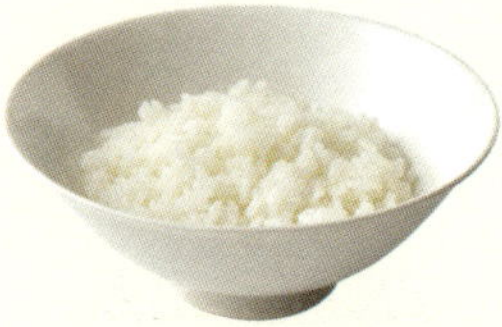

普通尺寸的飯碗

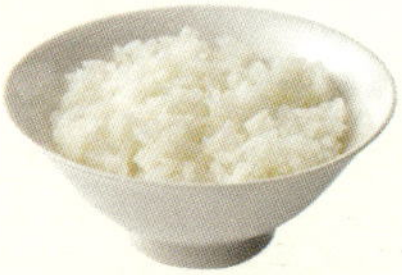

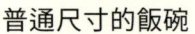

小尺寸飯碗

（※上方「飯碗⅔碗」的照片是使用中尺寸碗。）

據說，視覺對於飽足感影響很大。使用小尺寸飯碗，即使盛100g的飯，看起來也不會覺得太少，能幫助你輕鬆持續下去！

主要主食的碳水化合物量

以下介紹大多數主食每**100g**的碳水化合物量。每餐目標控制在碳水化合物**35.6g**以內，請參考括號內標示的每餐建議量，不要超過。另外，實際商品重量可能會有差異，購買時請確認。建議選擇餐後血糖值上升速度較慢的低**GI**食物，有助於肝臟保健。

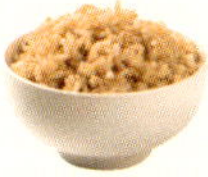

玄米 低GI
34.2g
（一份＝飯碗約$^{2}/_{3}$碗）

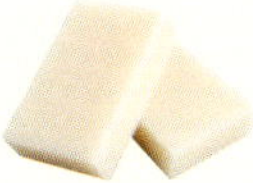

麻糬
50.3g
（一份＝約1.5個）

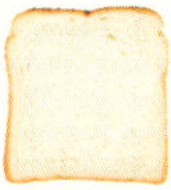

吐司
42.2g
（一份＝6片裝的1.5片）

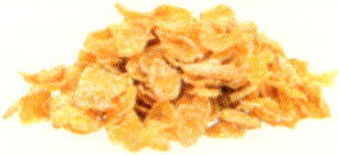

玉米脆片
81.2g
（一份＝約1$^{1}/_{2}$杯）

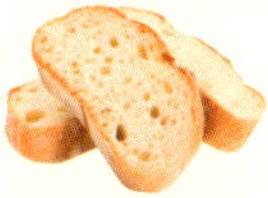

法國麵包
54.8g
（一份＝約2～3片）

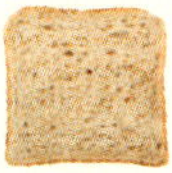

全麥麵包 低GI
41g
（一份＝6片裝的1.5片）

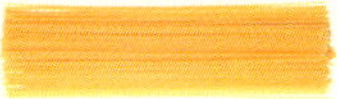

義大利麵
67.7g
（一份＝約53g）

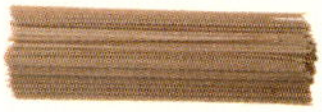

全麥義大利麵 低GI
65.6g
（一份＝約54g）

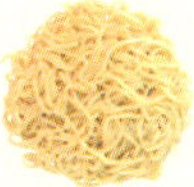

中華麵（蒸煮）
32.5g
（一份＝約110g）

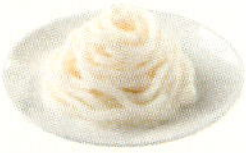

烏龍麵（熟）
20.3g
（一份＝約175g）

烏龍麵（乾）
69.5g
（一份＝約51g）

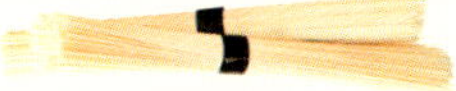

素麵（乾）
70.2g
（一份＝約51g）

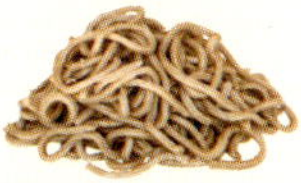

蕎麥麵（熟）
23.1g
（一份＝約154g）

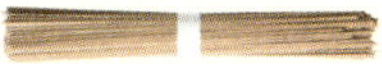

蕎麥麵（乾）
63g
（一份＝約57g）

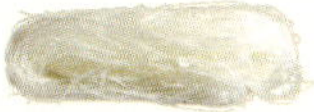

綠豆冬粉 低GI
83.4g
（一份＝約43g）

圖片：shutterstock.com（全麥義大利麵、烏龍麵（乾）除外）

能輕鬆持續下去的〈主食攻略術①〉超有滿足感的「增量白飯」

不只外觀豐盛、吃起來有飽足感，營養也滿分！

當減少主食份量導致你覺得吃不飽的時候，不妨嘗試加入其他食材一起炊煮或混拌，做成增量白飯。像是豆渣、蒟蒻絲、花椰菜等，外觀和口感與白飯幾乎沒有差別；也可以加入青菜、鹿尾菜、黃豆等，變化成像拌飯一樣的風味。不容易吃膩，還能攝取到膳食纖維與蛋白質，是非常優秀的食譜！

炊煮

蒟蒻絲飯

材料　（煮好後約500g）

白米……1杯

蒟蒻絲……150g

*煮好後1人份為155g

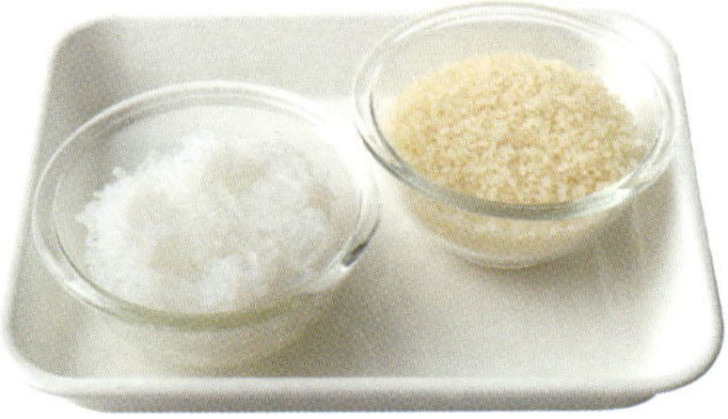

作法

1. 白米洗淨瀝乾，蒟蒻絲瀝乾後切成粗末狀。
2. 將白米放入電子鍋，加入水至1杯的刻度（不包含在材料表內），放上蒟蒻絲，啟動煮飯功能。完成後充分拌勻即可。

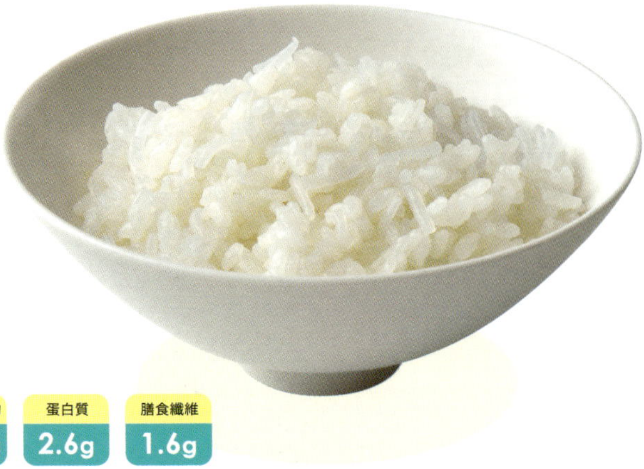

碳水化合物	蛋白質	膳食纖維
35.9g	2.6g	1.6g

炊煮

花椰菜飯

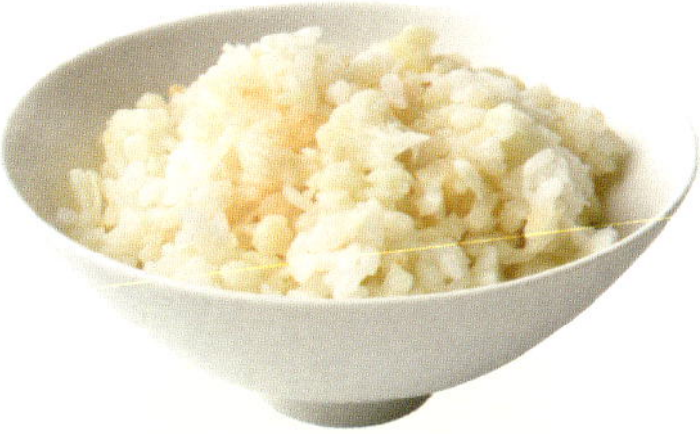

碳水化合物 35.5g　蛋白質 3.3g　膳食纖維 1.5g

材料（煮好後約470g）

白米……1杯
花椰菜……150g

*煮好後1人份為140g

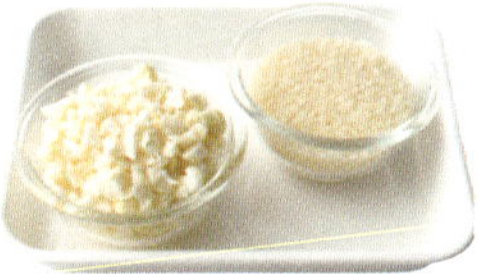

作法

1. 白米洗淨瀝乾，花椰菜切成粗末狀。
2. 將白米放入電子鍋，加入水至1杯刻度（不包含在材料表內），放上花椰菜，啟動煮飯功能。完成後充分拌勻即可。

※可使用市售冷凍花椰菜米，無需解凍直接使用。

炊煮

高野豆腐白飯

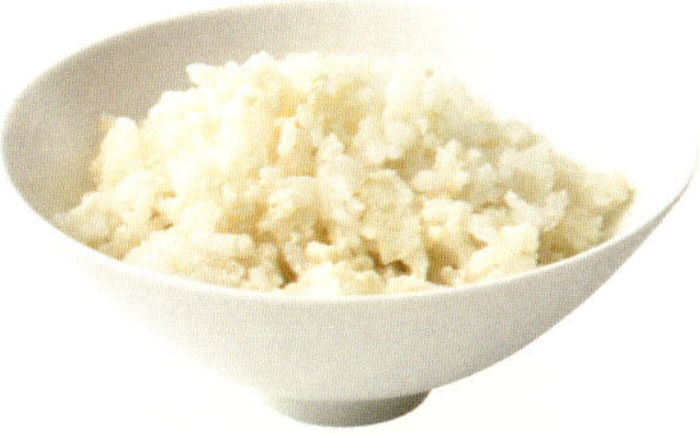

碳水化合物 35.9g　蛋白質 4.9g　膳食纖維 0.4g

材料（煮好後約420g）

白米……1杯
高野豆腐或凍豆腐……1塊
（約16g）

*煮好後1人份為130g

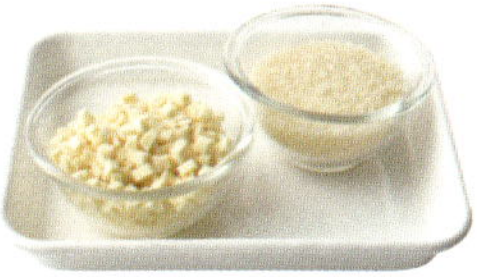

作法

1. 白米洗淨瀝乾，高野豆腐依包裝指示泡溫水還原後，切成約5mm小丁。
2. 將白米放入電子鍋，加入水至1杯刻度（不包含在材料表內），放上高野豆腐，啟動煮飯功能。完成後充分拌勻即可。

炊煮

鹿尾菜飯

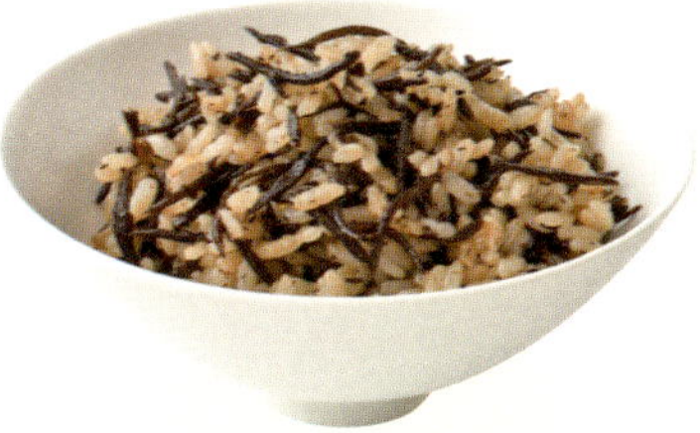

碳水化合物 35.2g　蛋白質 2.6g　膳食纖維 1.8g

材料（煮好後約430g）

白米……1杯
鹿尾菜（乾）……10g

*煮好後1人份為130g

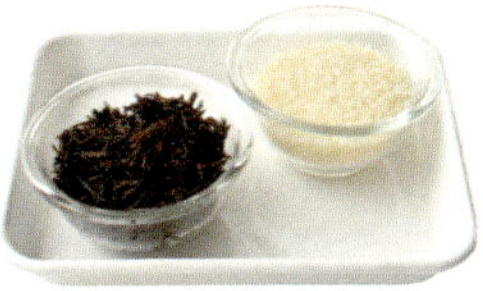

作法

1. 白米洗淨瀝乾，鹿尾菜稍微沖洗，去除雜質後，依說明泡水還原並瀝乾。
2. 將白米放入電子鍋，加入水至1杯刻度（不包含在材料表內），放上鹿尾菜，啟動煮飯功能。完成後充分拌勻即可。

炊煮

金針菇飯

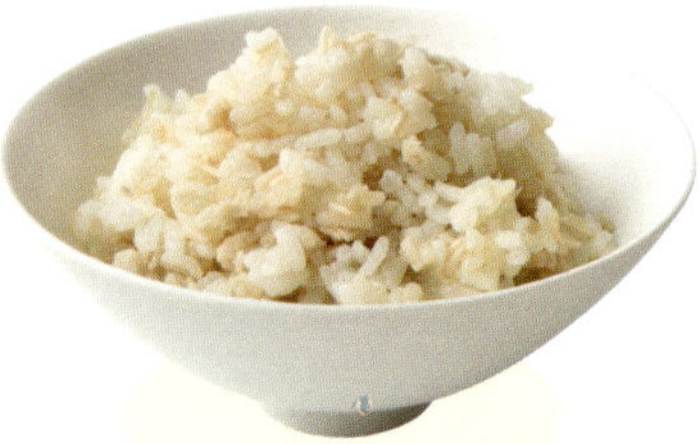

碳水化合物	蛋白質	膳食纖維
35.0g	3.0g	1.9g

材料（煮好後約450g）

白米……1杯
金針菇……150g

*煮好後1人份為130g

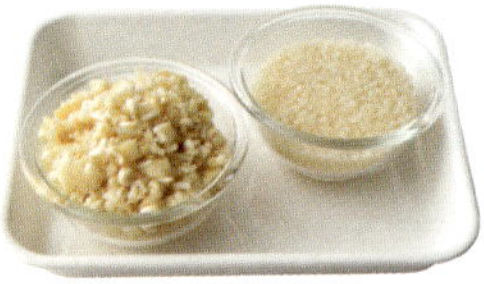

作法

1. 白米洗淨瀝乾，金針菇切末。
2. 將白米放入電子鍋，加入水至1杯刻度（不包含在材料表內），放上金針菇，啟動煮飯功能。完成後充分拌勻即可。

炊煮

燕麥飯

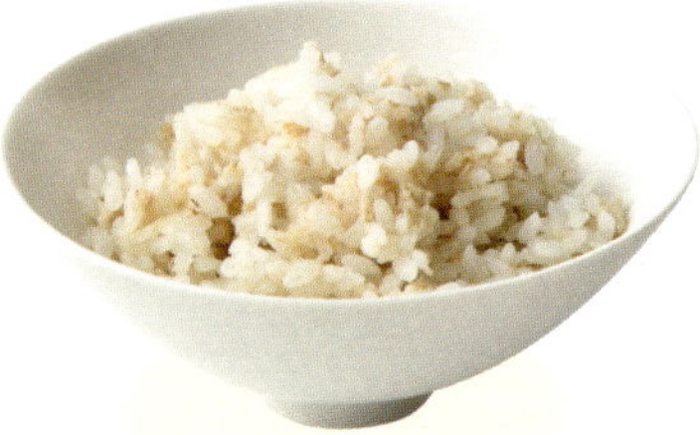

碳水化合物	蛋白質	膳食纖維
35.9g	3.2g	1.1g

材料（煮好後約380g）

白米……1杯
燕麥……35g
水……230ml

*煮好後1人份為100g

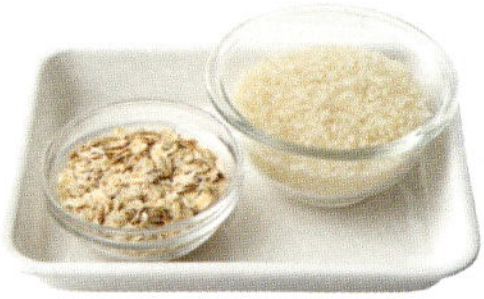

作法

1. 白米洗淨瀝乾。
2. 將白米與燕麥放入電子鍋，加水後略爲攪拌，啟動煮飯功能。完成後充分拌勻即可。

炊煮

白蘿蔔飯

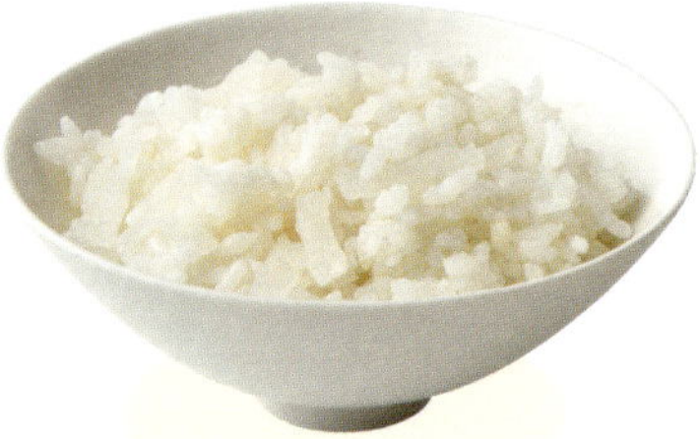

碳水化合物	蛋白質	膳食纖維
35.2g	2.5g	0.8g

材料（煮好後約460g）

白米……1杯
白蘿蔔……150g

*煮好後一人份為135g

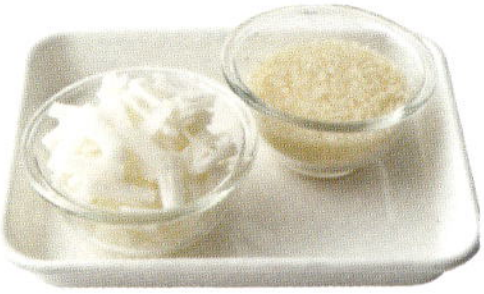

作法

1. 白米洗淨瀝乾，白蘿蔔切成細條狀。
2. 將白米放入電子鍋，加入至1杯刻度的水（不包含在材料表內），鋪上白蘿蔔炊煮，煮好後拌勻即可。

拌飯

菜飯

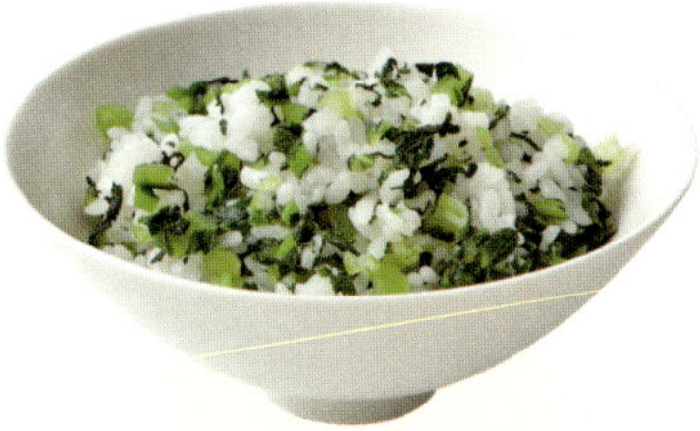

碳水化合物	蛋白質	膳食纖維
35.9g	2.7g	2.5g

材料（1人份）

熱白飯……100g
小松菜……50g

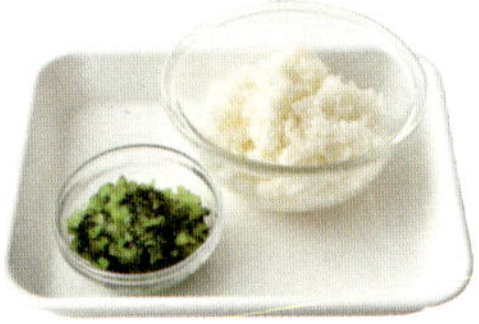

作法

*可用蕪菁葉或白蘿蔔葉代替小松菜

1. 在水煮鍋中加少許鹽（不包含在材料表內），將小松菜氽燙後瀝水，切細末後再次擠乾水分。
2. 將白飯放入碗中，加入❶的小松菜混合均勻即可。

拌飯

豆渣飯

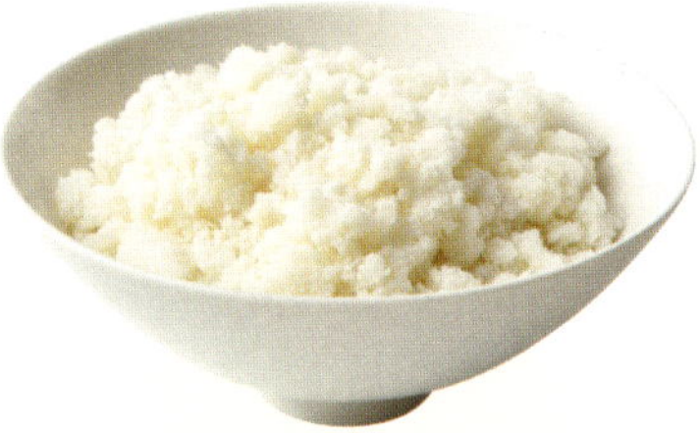

碳水化合物	蛋白質	膳食纖維
36.3g	3.6g	5.0g

材料（1人份）

熱白飯……100g
生豆渣……30g

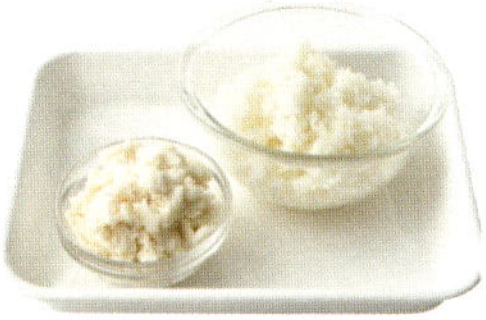

作法

1. 將豆渣放入耐熱容器，不加蓋加熱30～40秒。
2. 將白飯放入碗中，加入❶的豆渣拌勻即可。

拌飯

黃豆飯

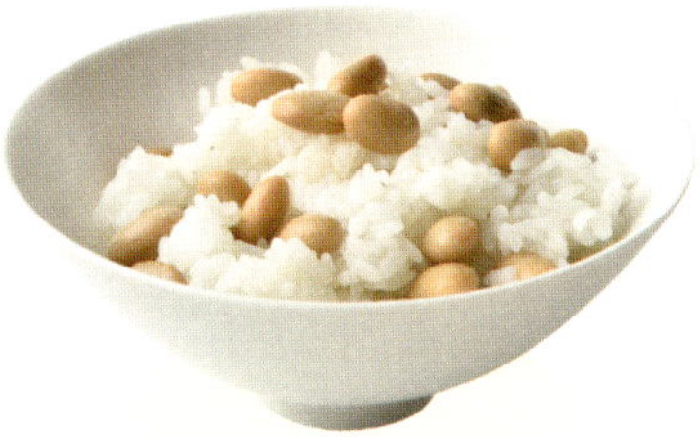

碳水化合物	蛋白質	膳食纖維
36.6g	6.7g	4.7g

材料（1人份）

熱白飯……100g
蒸黃豆……30g

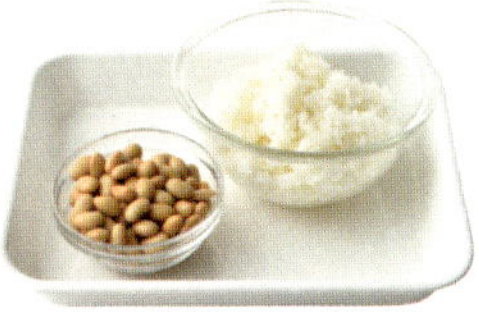

作法

1. 將白飯放入碗中，加入瀝乾水分的蒸黃豆混合即可。

能輕鬆持續下去的〈主食攻略術②〉
不膩口的「主食替代術」

將高碳水主食換成其他食材！

像是根莖類、豆類等澱粉原料製成的冬粉，雖然碳水化合物含量偏高，最好避免在料理中使用，但相當適合當作「替代主食」。推薦用地瓜、馬鈴薯、冬粉當作替代主食。除此之外富含膳食纖維和鉀質的山藥，以及富含胡蘿蔔素、鉀質、維生素C、維生素E的南瓜等也很適合當作替代主食。

用其他食材取代一餐份的碳水化合物

地瓜

含有豐富的膳食纖維與維生素C，可用烤或蒸的方式享受食材本身的風味。也很適合在想吃甜食時取代點心。

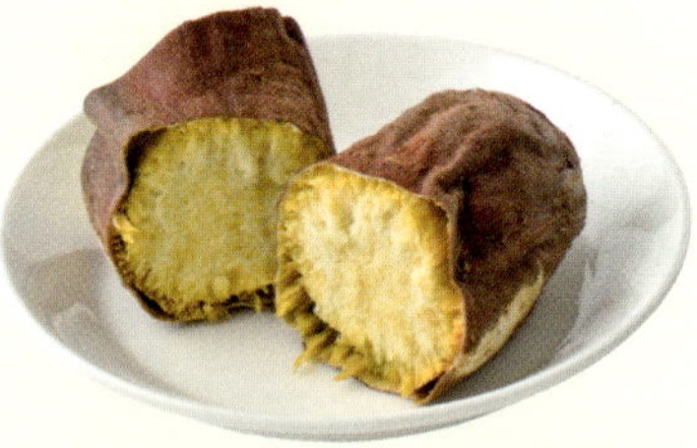

碳水化合物 **30.3g／100g**（生）

馬鈴薯

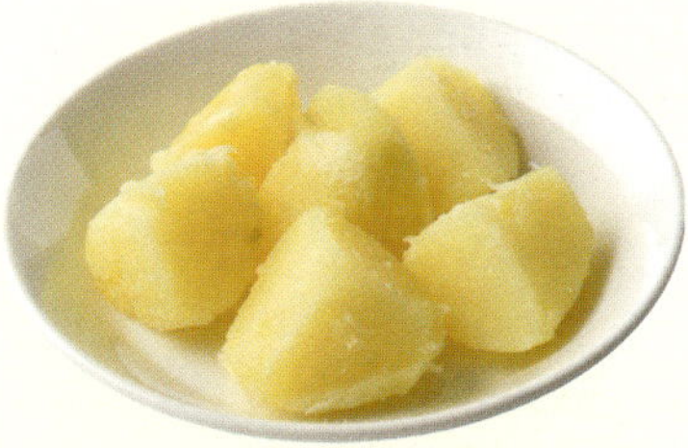

含有維生素C與鉀，建議簡單烹調如「乾煮馬鈴薯」，能與各式配菜搭配，是白飯的絕佳替代品。

碳水化合物 **6.1g／100g**（生）

冬粉

由綠豆或馬鈴薯澱粉精製而成，屬於低GI食物，能減緩餐後血糖上升。可用來替代烏龍麵、中式黃麵，或當作湯品配料。

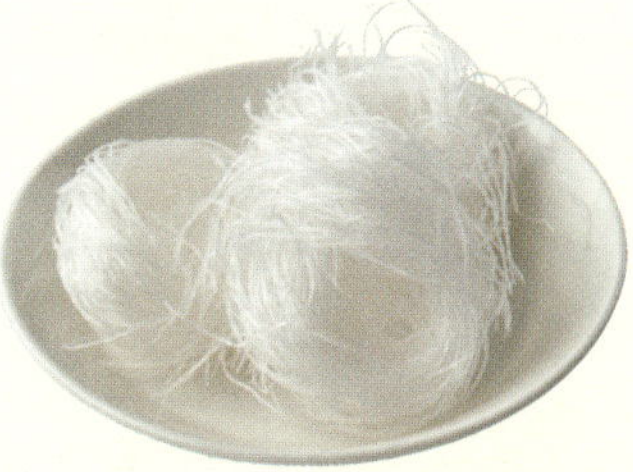

碳水化合物 **83.4g／100g**
（綠豆冬粉・乾燥）

確實控制碳水化合物

不小心吃太多或是想要確實控制碳水的時候，可以將白飯替換成蔬菜、豆腐、蒟蒻等碳水化合物含量低且口味清淡的食材。以下這些食材的碳水化合物含量極低，不需要特別在意份量。此外，萵苣或紅葉萵苣等也很適合與肉類搭配，非常推薦包著配菜一起吃。

雖然也可以在想要大口吃東西時使用這些食物替代主食，但不建議每一餐都這樣替換。

\ 主食直接換成幾乎零碳水的食材 /

高麗菜

常見於炸豬排等洋食的配菜，適合搭配任何料理，還有幫助消化的效果。使用便利商店販售的袋裝高麗菜絲就很方便。

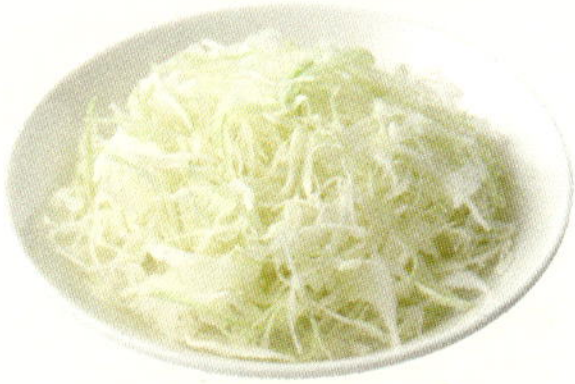

碳水化合物 **3.4g／100g**

花椰菜

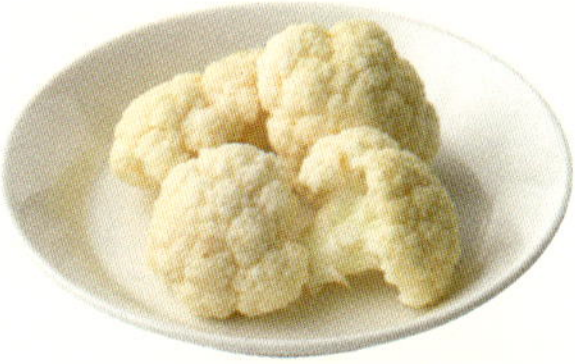

曾出現在「增量白飯 (P23)」的單元中。富含膳食纖維與維生素C，營養價值高。使用市售冷凍花椰菜飯更簡便。

碳水化合物 **2.3g／100g**

豆腐

推薦給容易缺乏蛋白質的人。木綿豆腐、板豆腐比嫩豆腐含水量少，因此蛋白質更多。不要加醬油，直接與配菜一起食用較佳。

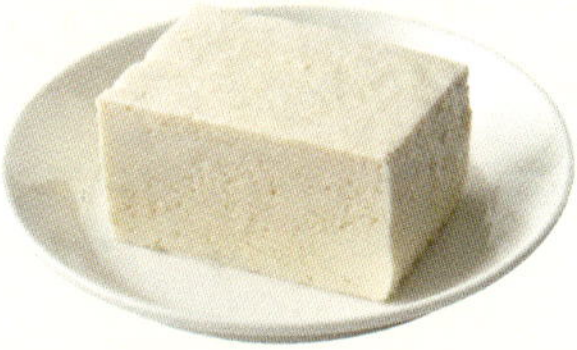

碳水化合物 **0.4g／100g**（木綿豆腐）

蒟蒻

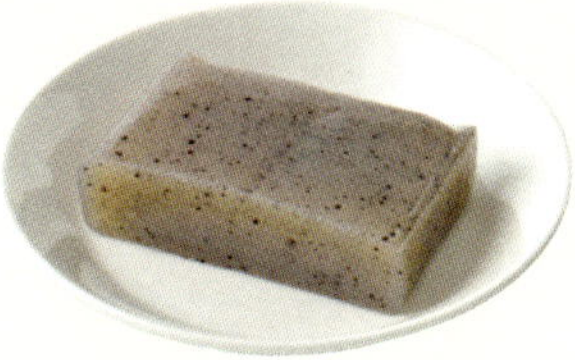

便祕體質的人應積極攝取的食材。具有彈性的口感會增加咀嚼次數，有助於產生飽足感。使用市售的即時蒟蒻很省事。

碳水化合物 **0.1g／100g**

能輕鬆持續下去的〈主食攻略術③〉
超方便！「市售低碳水化合物食品」活用法

有助於肝臟保健的食材

肝臟保健最重要的是持續，而持續的關鍵就是不勉強自己。善用市售低碳水化合物食品，就能無壓力地實踐低碳水飲食。使用黃豆或蒟蒻為原料的麵條或黃豆粉等，可以將日常菜單變成低碳水版本。低碳水化合物麵包也很適合拿來當早餐或午餐。

此外，這些食品除了低碳水，還富含蛋白質、膳食纖維、維生素等營養素，也是一大優點。

肝臟醫師推薦！
市售的低碳水化合物食材推薦

碳水化合物0g麵 *1

由豆渣粉和蒟蒻粉製成的無醣麵，顧名思義真的是碳水化合物為0g的麵。只需從包裝中取出瀝乾水分即可食用，有附沾醬，不用料理就能馬上吃。可用來替代烏龍麵、蕎麥麵、義大利麵、中華麵，能搭配各種日式、西式、中式料理。

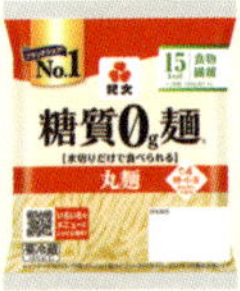

圓麵
可替代中華麵或義大利麵。推薦做成拉麵或義大利番茄肉醬麵。

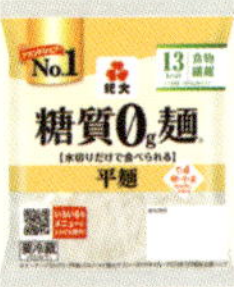

扁麵
類似稻庭烏龍麵或米粉麵。可做成拌麵或泰式炒麵。

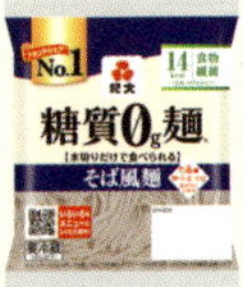

蕎麥風味麵
外觀類似蕎麥麵，可做成蕎麥涼麵或熱湯麵。

料理範例

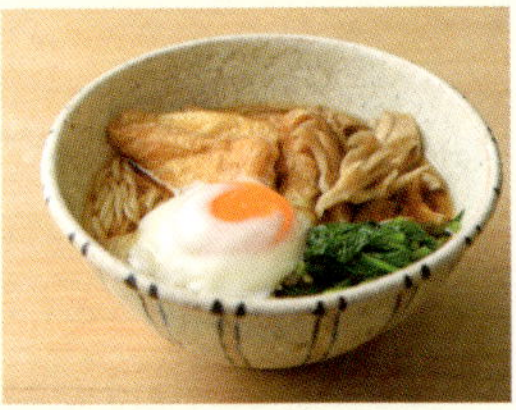

使用圓麵做成
月見燉煮油豆腐烏龍麵
（食譜見P86）

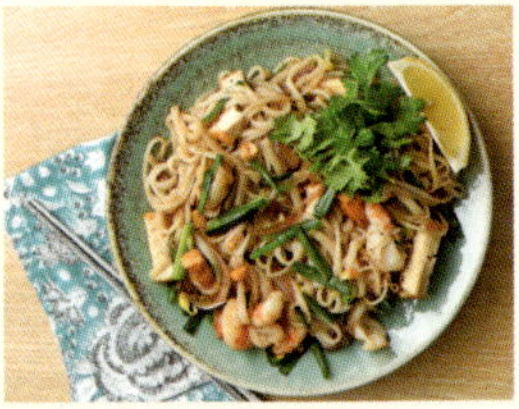

使用扁麵做成
無醣麵條泰式炒麵（食譜見P87）

DAIZU LABO 系列黃豆粉*2

將黃豆整顆磨成粉的黃豆粉，富含蛋白質與膳食纖維。可以替代麵粉，適合烹飪或烘焙。

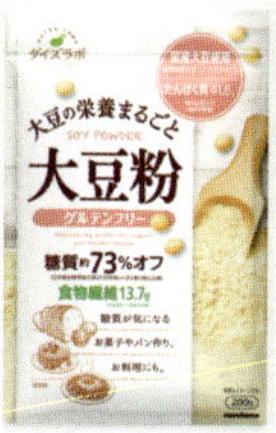

料理範例

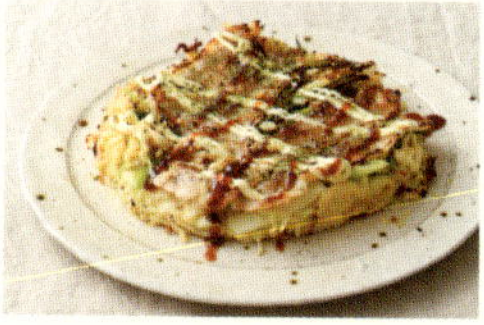

使用黃豆粉做成
黃豆粉大阪燒（食譜見P88）

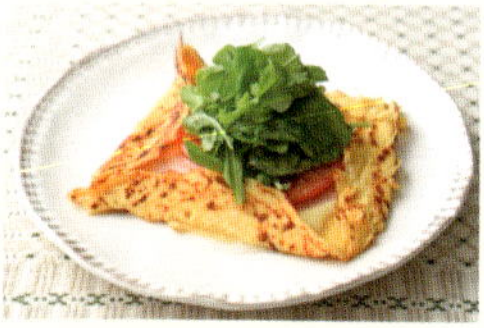

使用黃豆粉做成
黃豆粉可麗餅（食譜見P89）

黃豆麵*3

使用**50%**黃豆混合製成的麵條，與乾燥烏龍麵相比碳水化合物減少約**40%**。有需用鍋煮或微波加熱的款式，也有附湯包或醬包，很方便食用。

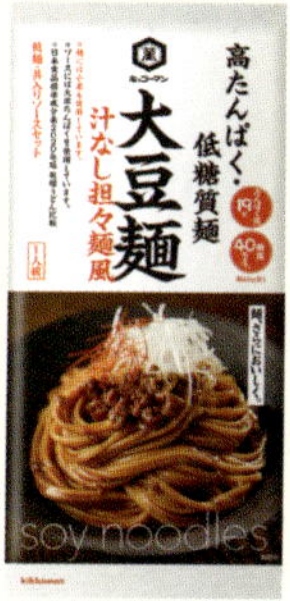

黃豆麵・無湯擔擔麵
辣椒與花椒搭配的濃郁醬汁，只需拌一拌即可享受正宗風味。

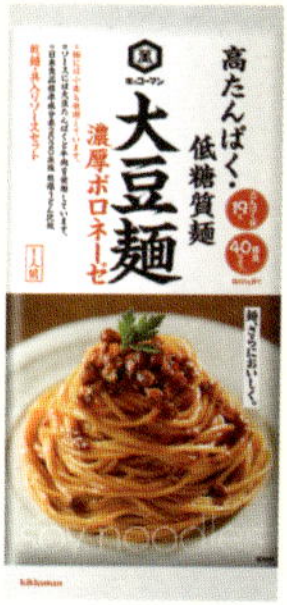

黃豆麵・濃郁義式肉醬
牛肉與番茄風味濃郁的義大利肉醬口味。

BASE BREAD*4

以低**GI**的全麥麵粉、黃豆與昆布等**10**種以上食材製成，柔軟**Q**彈的口感，比一般麵包碳水化合物少約**30%**，還含有蛋白質、膳食纖維、**26**種維生素與礦物質、**Omega-3**脂肪酸等共**38**種營養素。除了適合當作早餐，單片包裝設計也很適合當成便當攜帶。

佐餐麵包系列

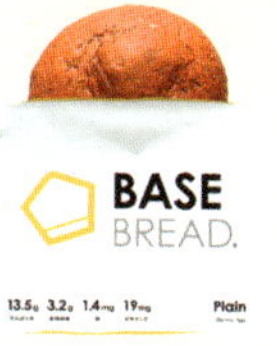

原味
不只是作為佐餐麵包，也很適合拿來當漢堡的麵包體。

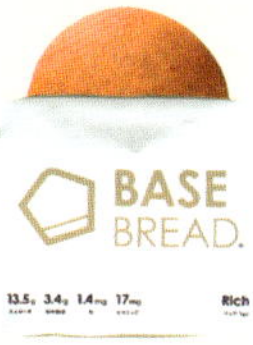

濃郁
口感蓬鬆柔軟，吃法與變化也多樣。

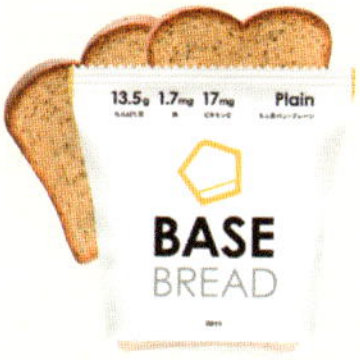

迷你吐司・原味
烤過之後表面酥脆，更推薦搭配荷包蛋。

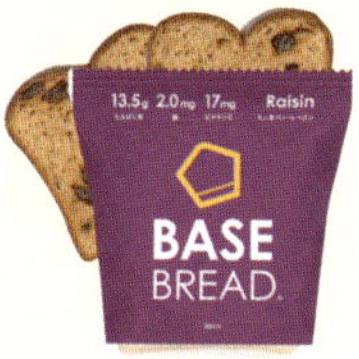

迷你吐司・葡萄乾
加入富含膳食纖維、鐵質與多酚的葡萄乾。

*1 紀文 （https://www.kibun.co.jp.jp/）
*2 Marukome （https://wwww.marukome.come.jp.jp/）
*3 龜甲萬 （https://www.kikoman.co.jp/）
*4 BASE FOOD （https://basefood.co.jp/）

肝臟醫師的

實踐食譜

column

水餃其實是完全營養食！
水餃的最佳拍檔不是白飯或啤酒，而是……

Q彈煎餃與湯品

提到餃子，很多人會覺得是高熱量食物，減肥時應該避雷。但實際看看餡料，餃子皮（麵粉）→主食，豬肉→蛋白質，高麗菜、白菜、韭菜等→維生素與膳食纖維，其實是營養均衡的「完全營養食」。不過如果再搭配白飯或啤酒就NG了！正在養肝的時候，建議搭配湯品。市售餃子也OK。這裡介紹把餃子皮煎得Q彈的祕訣，以及搭配餃子的海帶菇菇湯品食譜。

把餃子煎得Q彈的小技巧

1. 在平底鍋倒入1小匙油加熱1分鐘，將餃子排成圓形。
2. 加入熱水（50ml），用鋁箔紙做成蓋子，再蓋上鍋蓋，以大火煎3分鐘。
3. 關火後燜3分鐘，取下鍋蓋與鋁箔蓋，重新開大火煎至底部金黃酥脆。

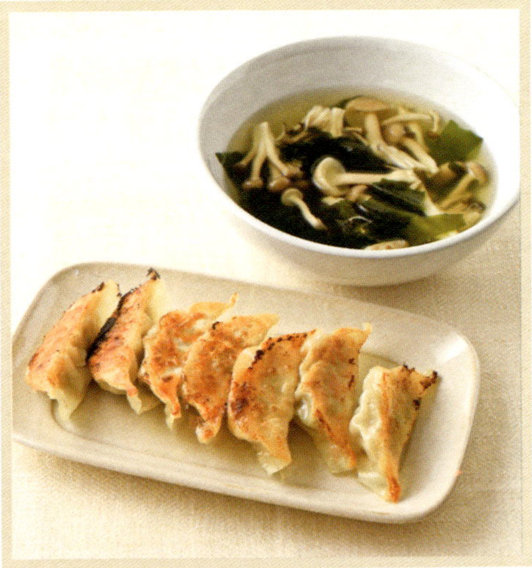

海帶菇菇湯

作法（2人份）

1. 鍋中倒入水（1½杯）、雞高湯粉（1小匙）中火加熱，加入乾燥切片海帶（2g）、撕成小朵的鴻喜菇（45g）煮滾。
2. 加鹽與胡椒（各少許）調味即可。

PART 2

A定食

「究極定食」料多豐富的湯品／小火鍋＋主食

含有大量蛋白質食材與蔬菜的湯品或小火鍋，
搭配一顆便利商店的飯糰，
簡單卻很有飽足感，能夠均衡攝取各種食材，
是肝臟醫師最推薦的一套定食。

只做一道湯品
最簡單的「究極定食」

以蛋白質與膳食纖維豐富的湯品爲主，只要控制好碳水攝取量，也可以把主食替換成麵包或麵類。建議一次多做一點，早餐、午餐都能應用。

湯品風味多元，日式、西式、東南亞風味通通有，而且份量驚人，湯頭還吸附滿滿食材鮮味，非常美味。

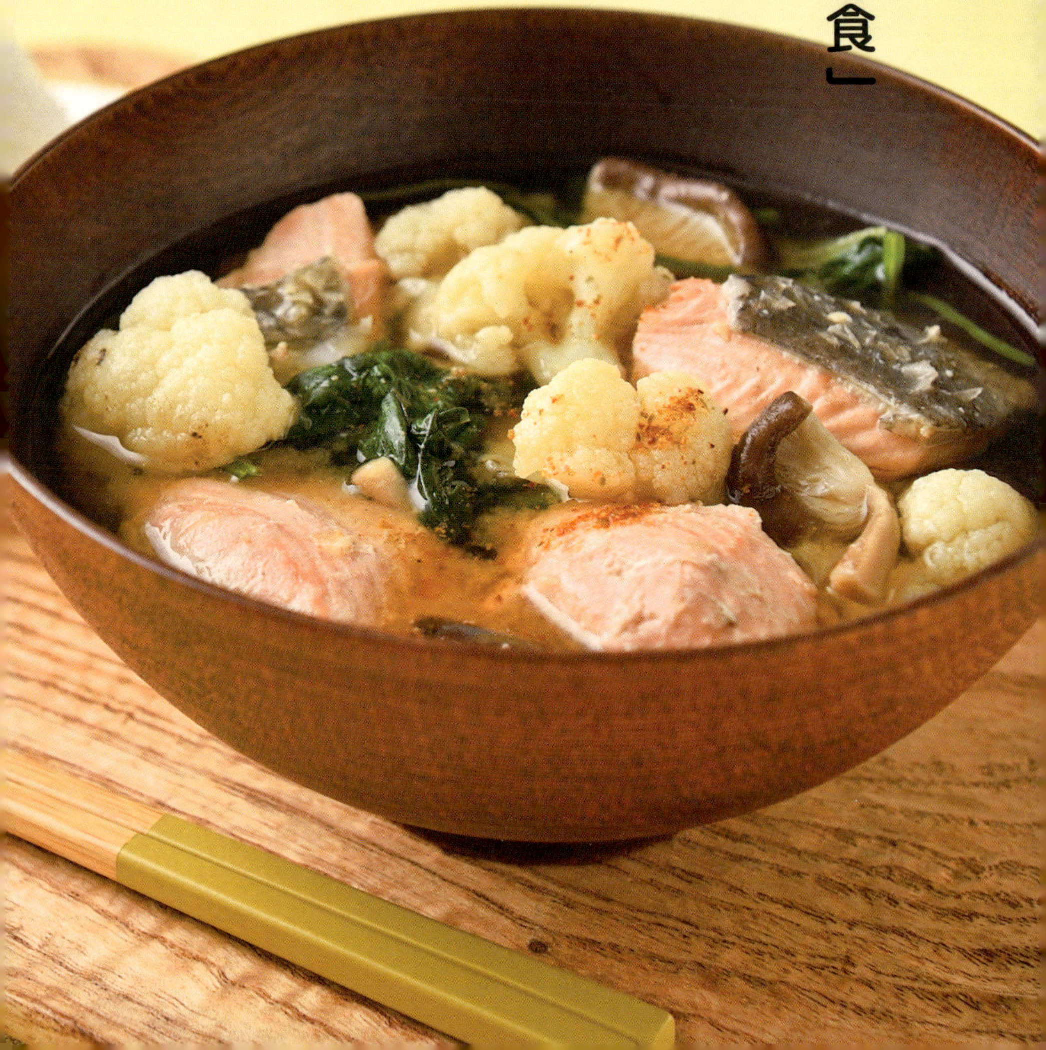

碳水化合物 **4.6g**

蛋白質 **22.9g**

膳食纖維 **3.7g**

最後也可以將飯加入湯中做成雜炊粥，或加入烏龍麵等變化。

鮭魚花椰菜和風湯

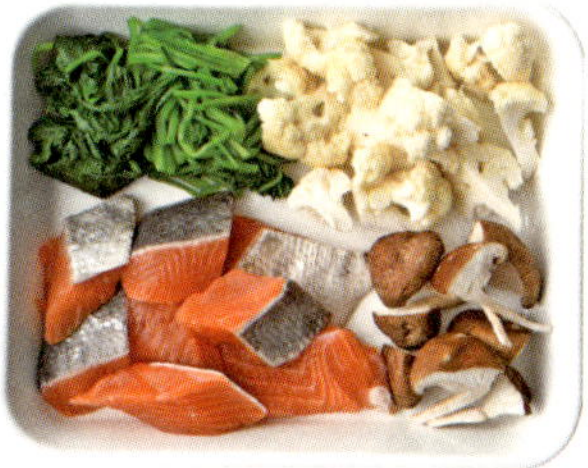

材料（2人份）

生鮭魚	2片（200g）
花椰菜	100g
香菇	2朵
菠菜	100g
高湯	2½杯
味噌	1½大匙
醬油	1小匙
七味粉	少許

作法

1. 鮭魚切成一口大小，快速汆燙後撈起。花椰菜分成小朵，用保鮮膜包起來放入微波爐加熱3分鐘。香菇連蒂頭切成四等分。菠菜汆燙後擠乾水分，切段備用。
2. 在鍋中倒入高湯，中火加熱並拌入味噌，再加入鮭魚、花椰菜與香菇，煮滾後加入菠菜稍煮一下，最後以醬油調味。盛盤後撒上七味粉即可。

※ 營養標示中的碳水化合物、蛋白質與膳食纖維數值僅計算「鮭魚花椰菜和風湯」，不包含飯糰。

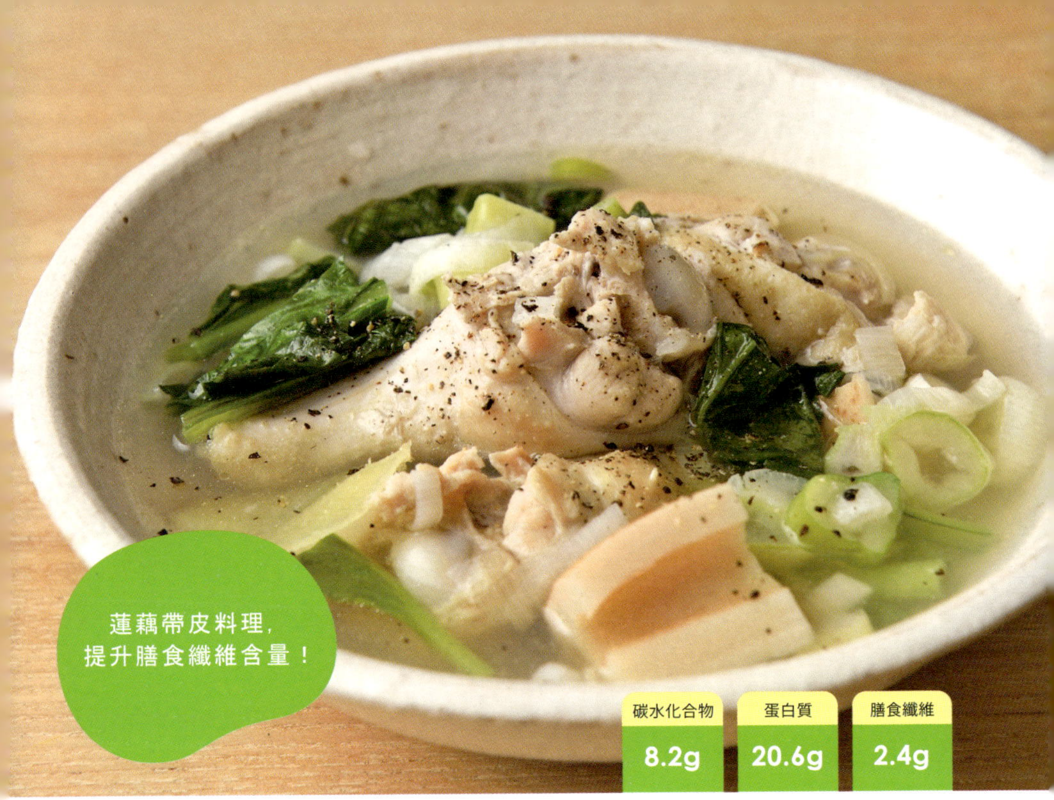
蓮藕帶皮料理，
提升膳食纖維含量！

碳水化合物	蛋白質	膳食纖維
8.2g	20.6g	2.4g

蔥鹽小雞腿湯

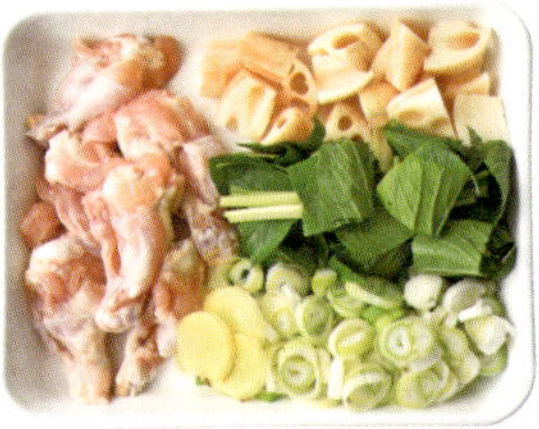

材料 （2人份）

- 蓮藕……100g
- 小松菜……50g
- 長蔥……1根
- 小雞腿……6隻（330g）
- 水……$2\frac{1}{2}$杯
- 薑（薄片）……2～3片
- 鹽……$\frac{2}{3}$小匙
- 黑胡椒……少許

作法

1. 蓮藕仔細清洗後連皮切小塊，小松菜切段，長蔥切成5mm寬的蔥段。
2. 在鍋中放入小雞腿、水與薑片，用大火煮滾後撈去浮沫，轉小火蓋上蓋子煮10分鐘。
3. 加入蓮藕續煮15分鐘，再放入小松菜與長蔥，煮至熟透後以鹽調味，盛碗後撒上黑胡椒。

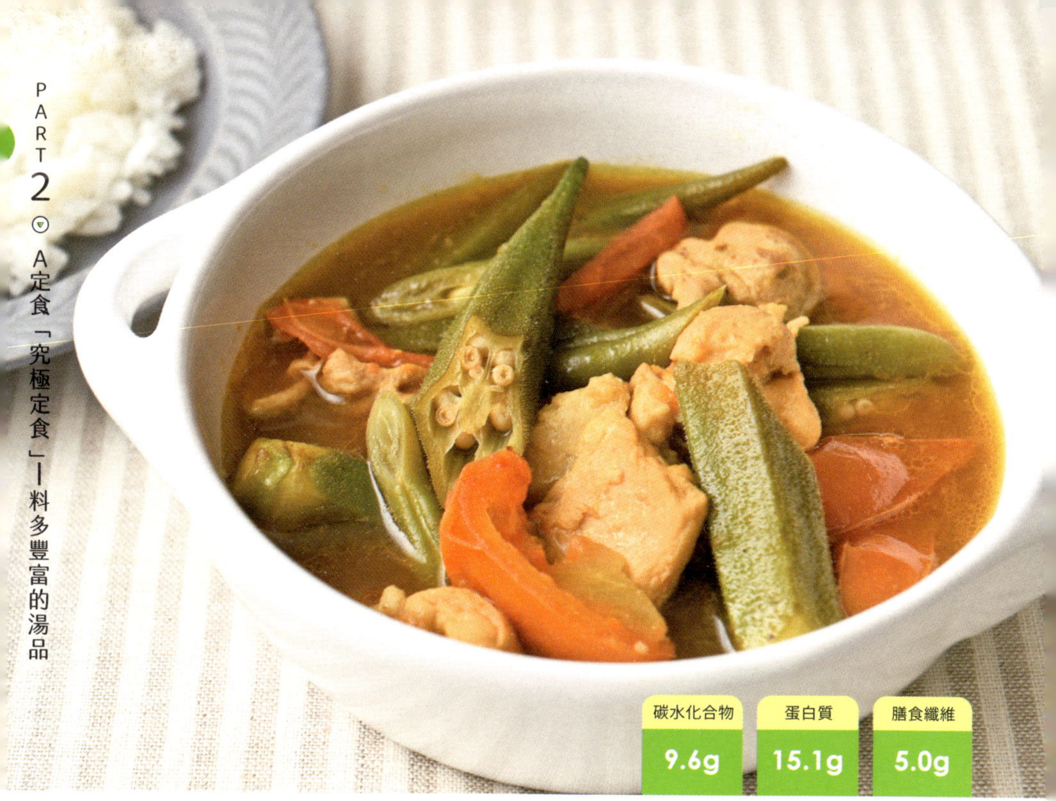

碳水化合物	蛋白質	膳食纖維
9.6g	15.1g	5.0g

※營養價值不包含白飯。

雞肉蔬菜湯咖哩

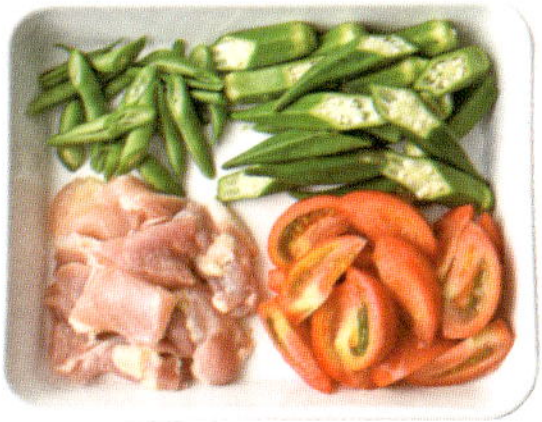

材料（2人份）

- 雞腿肉……150g
- 秋葵……9根
- 鹽……適量
- 四季豆……40g
- 大番茄……1顆（180g）
- 植物油……½大匙
- 水……2杯
- 雞湯粉……½大匙
- 咖哩塊（切碎）……20g

作法

1. 雞肉切成一口大小。秋葵撒鹽搓揉後斜切兩半，四季豆斜切3段，番茄切成扇形。
2. 在平底鍋以中火加熱植物油，將雞皮面朝下煎至變白再翻面，加入秋葵與四季豆一同炒香。
3. 在2加入水與雞湯粉煮滾，待四季豆熟透後關火加入咖哩塊攪拌融化，再開火加入番茄煮2～3分鐘即可。

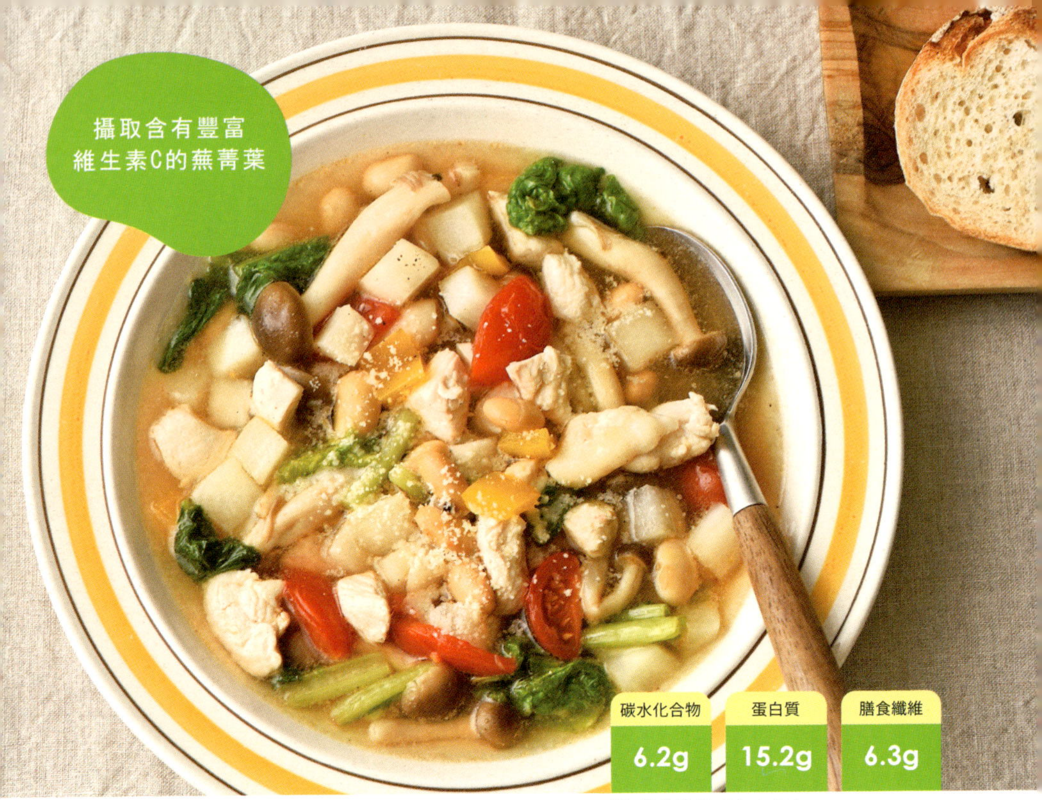

攝取含有豐富
維生素C的蕪菁葉

碳水化合物	蛋白質	膳食纖維
6.2g	15.2g	6.3g

※ 營養價值不包含麵包。

雞胸肉蒸黃豆 義式蔬菜湯

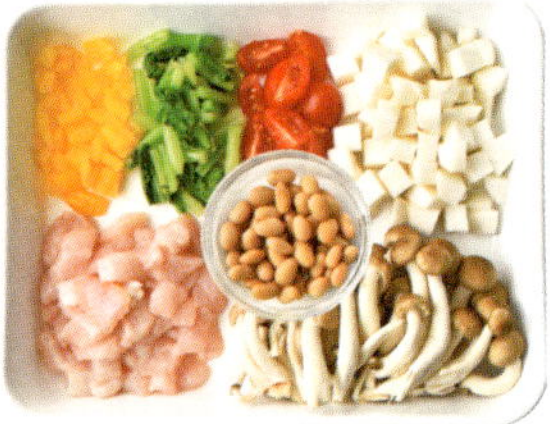

材料 （2人份）

- 雞胸肉……100g
- 蕪菁（或用白蘿蔔替代）……2顆
  （根部75g、葉子80g）
- 黃甜椒……¼顆
- 小番茄……4顆
- 鴻喜菇……100g
- 橄欖油……1大匙
- 蒸黃豆……50g
- 水……2杯
- 高湯粉……½大匙
- 鹽、胡椒……各少許
- 起司粉……少於1小匙

作法

1. 將雞肉、蕪菁根部、甜椒切成1cm小丁，蕪菁葉汆燙後擠乾水分切段，小番茄切成四等分，鴻喜菇剝散備用。
2. 在平底鍋以中火加熱橄欖油，炒雞肉至變色後，加入蕪菁根、甜椒、鴻喜菇與蒸黃豆拌炒。
3. 食材全部沾到油後，加入水與高湯粉煮約3分鐘。再加入番茄與蕪菁葉，煮滾後以鹽、胡椒調味，盛盤後撒上起司粉即可。

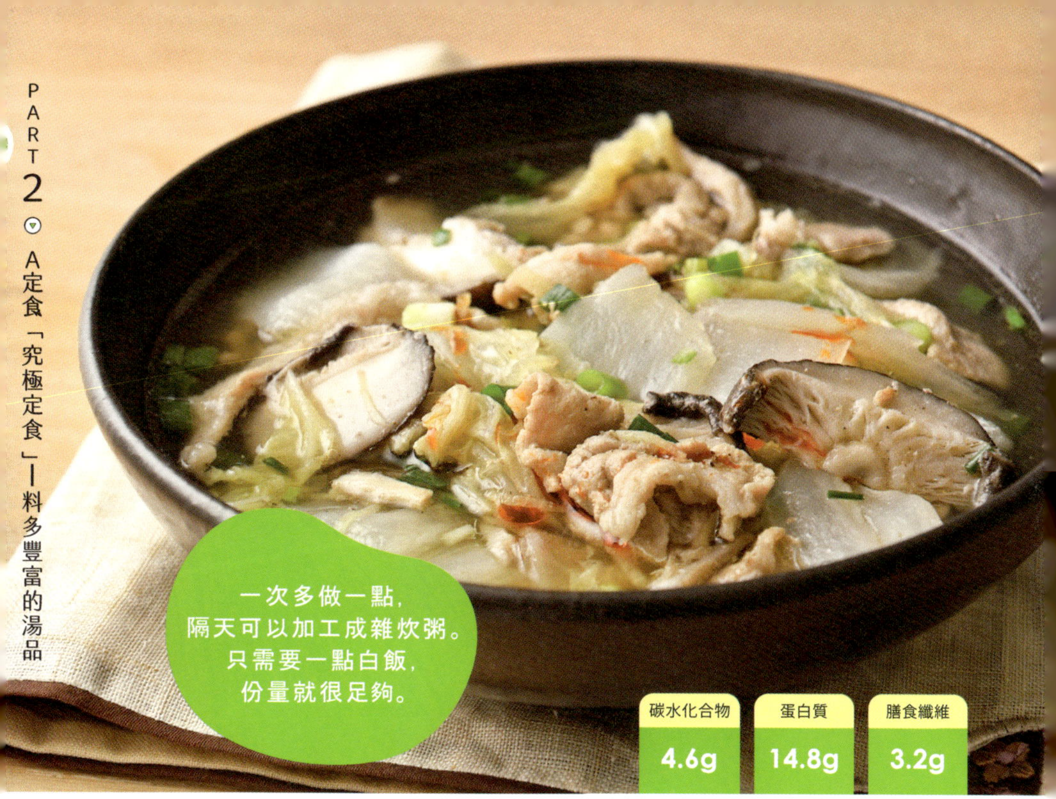

一次多做一點，
隔天可以加工成雜炊粥。
只需要一點白飯，
份量就很足夠。

碳水化合物	蛋白質	膳食纖維
4.6g	14.8g	3.2g

韓式豬肉白菜湯

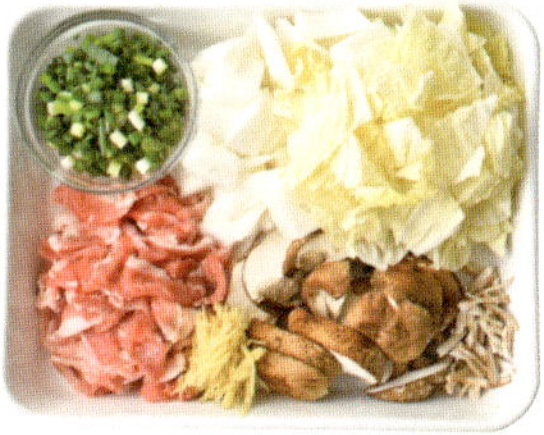

材料 （2人份）

豬肉邊角料	150g
白菜	200g
香菇	4朵
青蔥	4根（20g）
麻油	1大匙
薑絲	約1小片的量
水	2½杯
雞高湯粉	1大匙
鹽、胡椒	各少許
辣油	依喜好適量

作法

1. 豬肉切成約3cm寬，白菜梗斜切、葉子切段，香菇去蒂後切薄片，蔥切小段。
2. 在平底鍋以中火加熱麻油，炒薑絲與豬肉至變色，加入水與雞湯粉。
3. 煮滾後轉小火撈除浮沫，加入白菜梗煮約5分鐘，再加白菜葉與香菇煮至熟透。最後以鹽、胡椒調味，灑上蔥花，依個人喜好添加辣油。

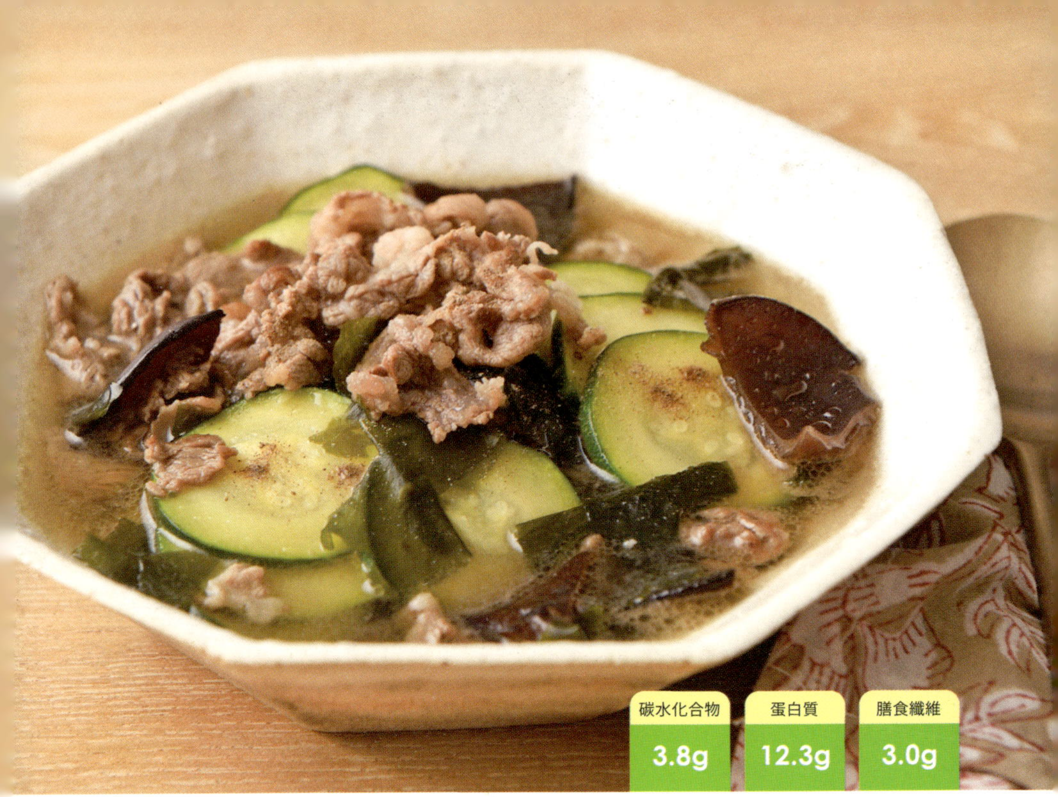

碳水化合物	蛋白質	膳食纖維
3.8g	12.3g	3.0g

牛肉櫛瓜海帶湯

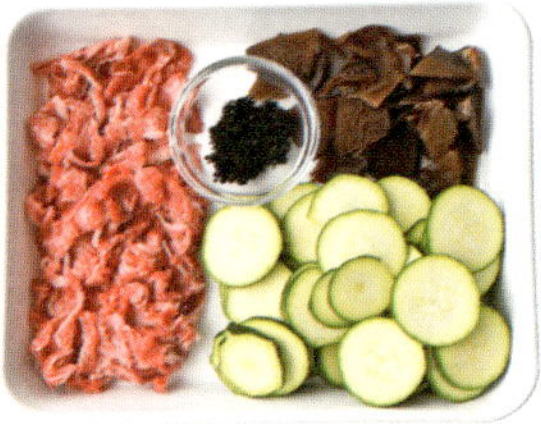

材料（2人份）

- 櫛瓜……1小條
- 木耳（生）……50g
- 麻油……1大匙
- 牛肉邊角料……150g
- 水……2½杯
- 雞高湯粉……1大匙
- 乾燥切片海帶……2g
- 醬油……2小匙
- 胡椒……少許

※ 使用乾燥木耳時，份量為7g，泡水約20分鐘使其回軟。

作法

1. 櫛瓜切薄片，撒⅓小匙鹽（不包含在材料表內），靜置後擠出水分。木耳切成一口大小。
2. 在平底鍋以中火熱油，將牛肉炒至變色，加入櫛瓜與木耳快速拌炒，加入水與高湯粉燉煮。
3. 煮滾後放入海帶，海帶泡開後，以醬油與胡椒調味。

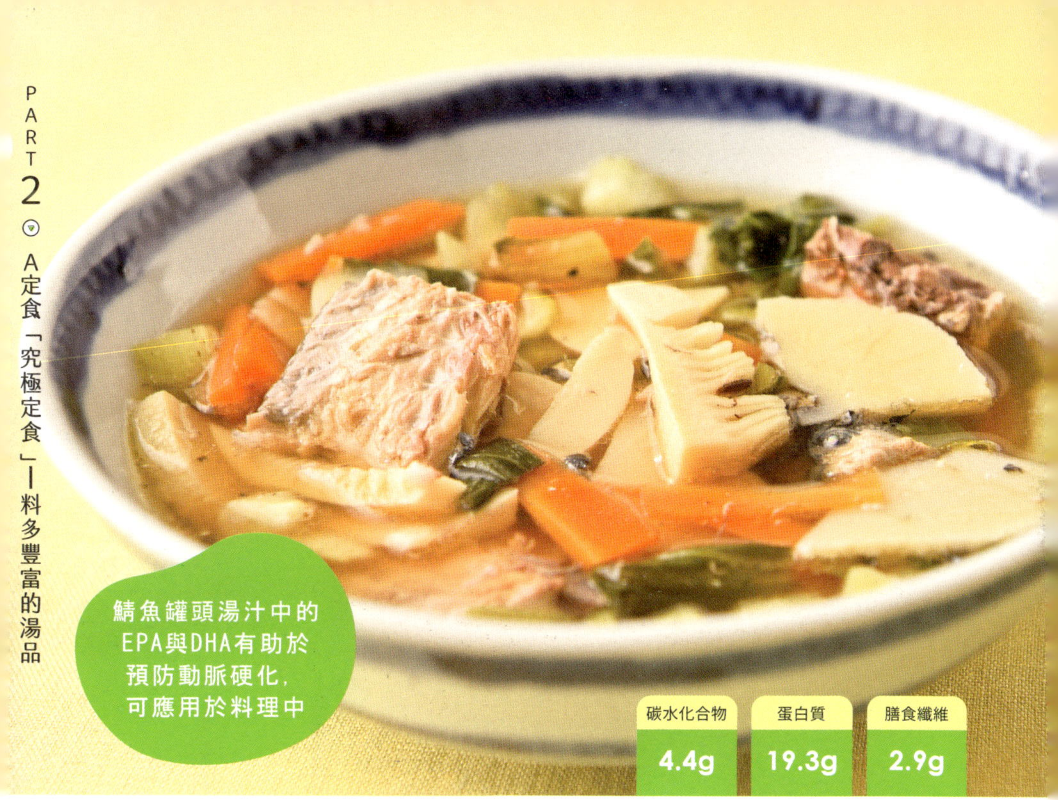
鯖魚罐頭湯汁中的
EPA與DHA有助於
預防動脈硬化，
可應用於料理中
碳水化合物
4.4g
蛋白質
19.3g
膳食纖維
2.9g

鯖魚罐頭竹筍青江菜湯

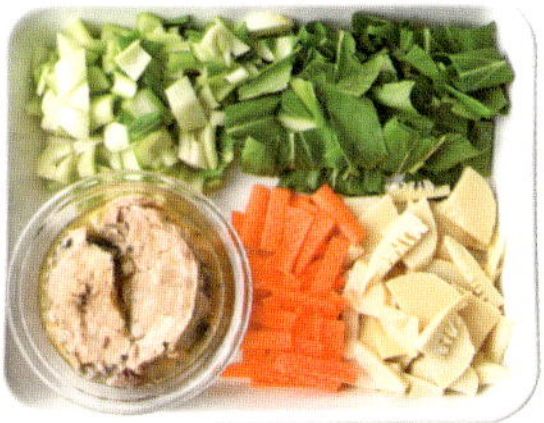

材料（2人份）

- 紅蘿蔔……40g
- 竹筍（水煮）……100g
- 青江菜……1小株（130g）
- 高湯……2杯
- 鯖魚罐頭（水煮）……1罐（190g）
- 醬油……1大匙

作法

1. 紅蘿蔔切薄片，用保鮮膜包起微波1分鐘，竹筍切成扇形，青江菜切小段備用。
2. 在鍋中倒入高湯與鯖魚罐汁中火加熱，放入紅蘿蔔、竹筍與青江菜梗煮熟。
3. 紅蘿蔔變軟後，加入鯖魚肉與青江菜葉煮熟，以醬油調味即可。

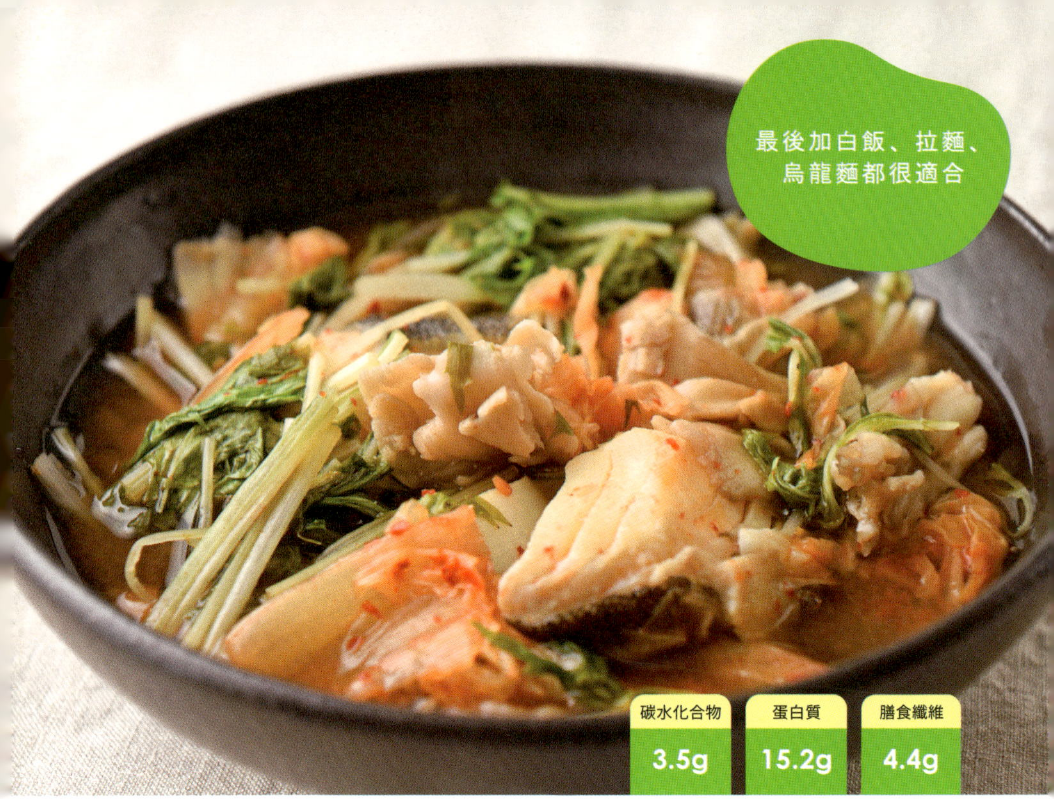
最後加白飯、拉麵、
烏龍麵都很適合
碳水化合物
3.5g
蛋白質
15.2g
膳食纖維
4.4g

鱈魚泡菜湯

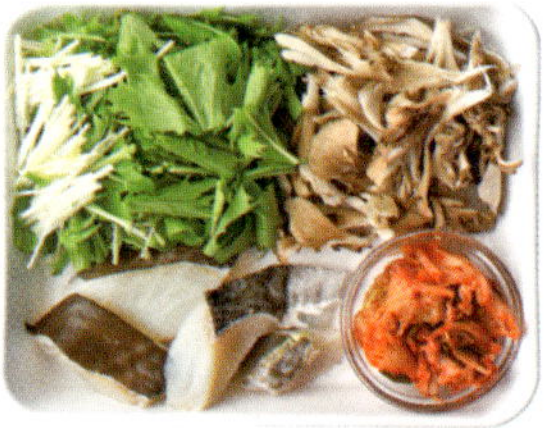

材料（2人份）

- 鱈魚（鹽漬）⋯⋯2片（200g）
- 泡菜⋯⋯100g
- 舞菇⋯⋯100g
- 水菜⋯⋯2株（100g）
- 水⋯⋯2½杯
- 雞高湯粉⋯⋯1小匙～（依泡菜鹹度調整）

作法

1. 鱈魚切成2等份，汆燙後瀝乾。泡菜切段，舞菇剝散，水菜切段備用。
2. 在鍋中倒入水與高湯粉加熱，煮滾後放入❶的材料，煮至鱈魚熟透即可。

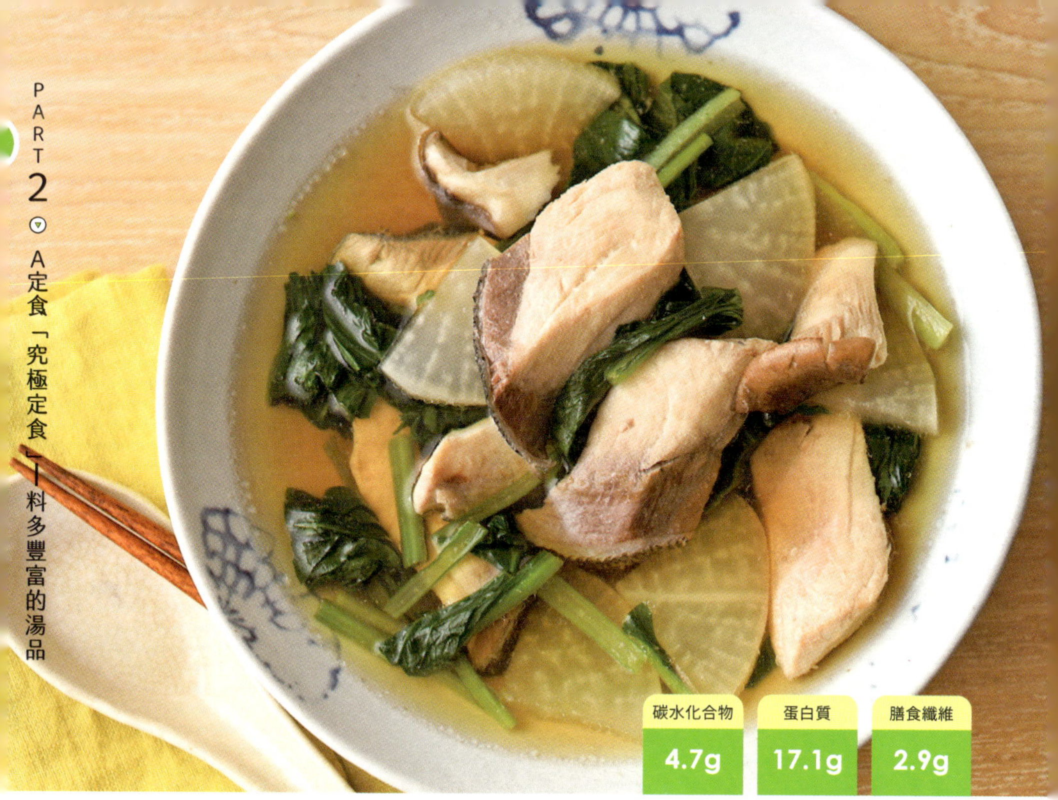

碳水化合物	蛋白質	膳食纖維
4.7g	17.1g	2.9g

鰤魚蘿蔔湯

※ 照片使用小松菜示意。

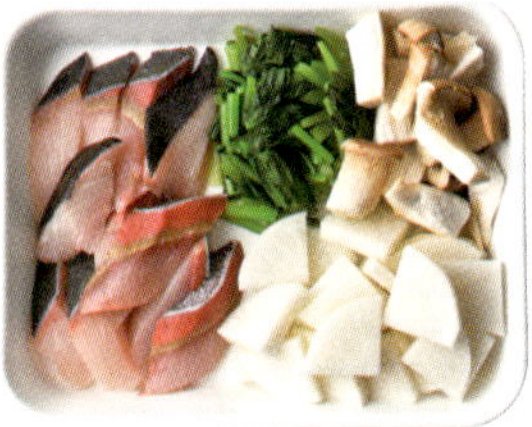

材料（2人份）

- 鰤魚……2片（160g）
- 白蘿蔔……150g
- 小松菜（或新鮮蘿蔔葉）……100g
- 杏鮑菇……70g
- 高湯……2½杯
- 醬油……2小匙

作法

1. 鰤魚斜切成一口大小，撒上鹽（不包含在材料表內）汆燙後瀝乾。
2. 蘿蔔切7mm厚的扇形，用水燙過後再煮5分鐘。小松菜汆燙擠乾切段。杏鮑菇縱切成六等分，再切成三段。
3. 在鍋中倒入高湯、❶和❷的食材。煮熟後，以醬油調味。

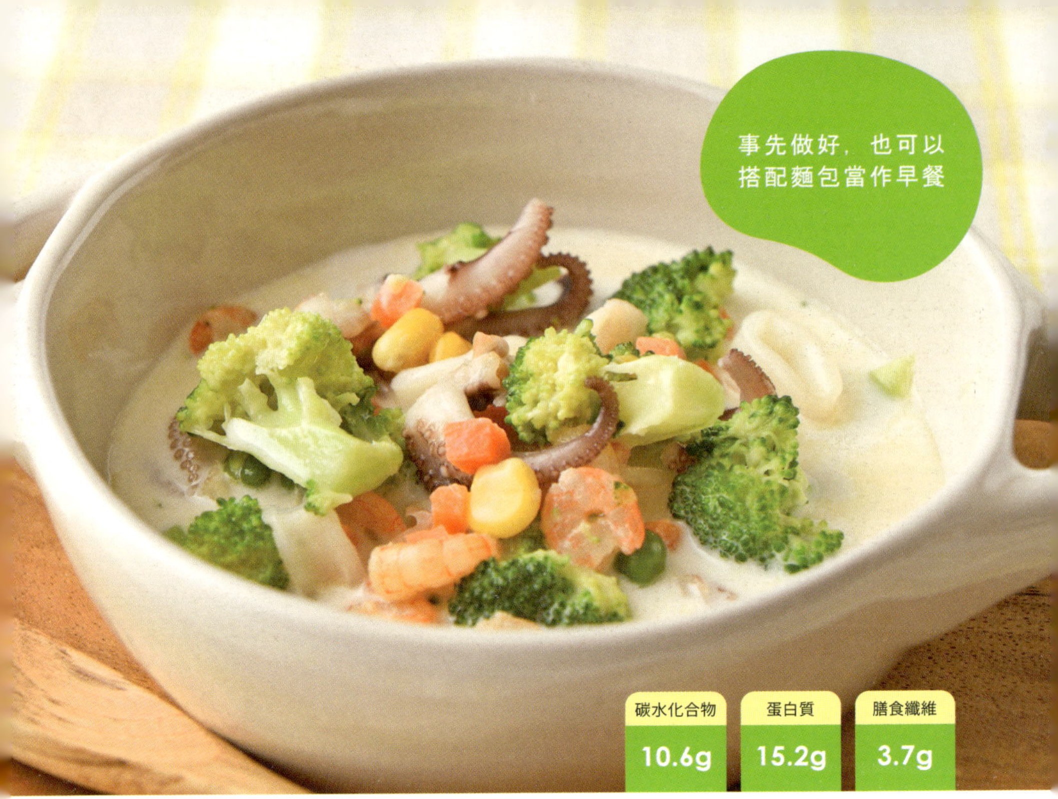
事先做好，也可以
搭配麵包當作早餐

碳水化合物	蛋白質	膳食纖維
10.6g	15.2g	3.7g

海鮮巧達濃湯

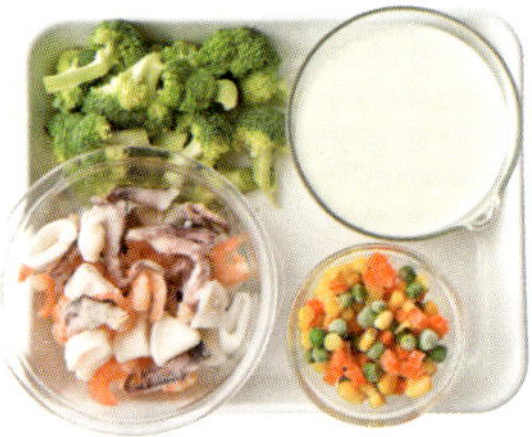

材料（2人份）

- 花椰菜……100g
- 奶油……1大匙
- 冷凍綜合蔬菜……50g
- 水……½杯
- 高湯粉……2小匙
- 冷凍綜合海鮮……160g
- 牛奶……1杯
- 鹽、胡椒……各少許

作法

1. 花椰菜剝成小朵，用保鮮膜包好微波2分鐘。
2. 在平底鍋以中火加熱奶油，未完全融化時加入冷凍蔬菜炒香。
3. 食材沾滿油後加水與高湯粉蓋上鍋蓋蒸煮，熟透後加海鮮與花椰菜再次煮滾。加入牛奶煮至接近沸騰時，以鹽與胡椒調味即可。

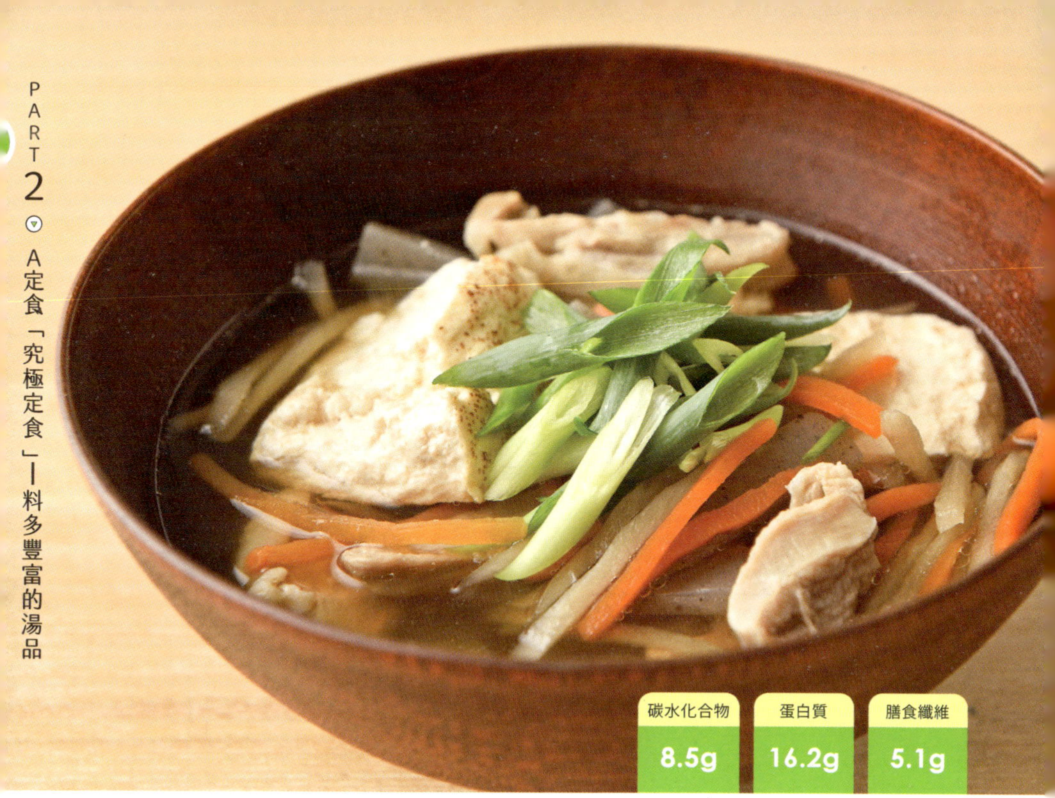

碳水化合物	蛋白質	膳食纖維
8.5g	16.2g	5.1g

煎豆腐日式蔬菜湯

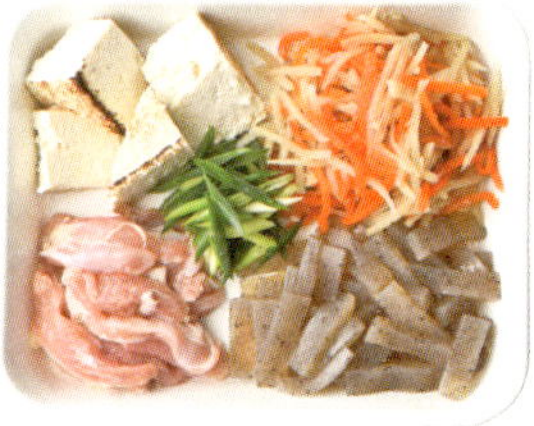

材料（2人份）

- 雞腿肉……100g
- 煎豆腐（乾煎板豆腐）……½塊
- 水煮牛蒡紅蘿蔔料理包……150g
- 蒟蒻……100g
- 青蔥……2根（10g）
- 植物油……½大匙
- 高湯……2½杯
- 醬油……1大匙

作法

1. 雞肉切成約5～6cm的細條，煎豆腐用手撕成一口大小。牛蒡紅蘿蔔瀝水備用。蒟蒻切片，用水煮至沸騰再煮2分鐘。蔥斜切成3cm長。
2. 在平底鍋以中火加熱植物油，炒雞肉至泛白，加高湯煮滾後，放入豆腐、牛蒡紅蘿蔔與蒟蒻煮10分鐘。最後以醬油調味，放入青蔥略煮一下即可。

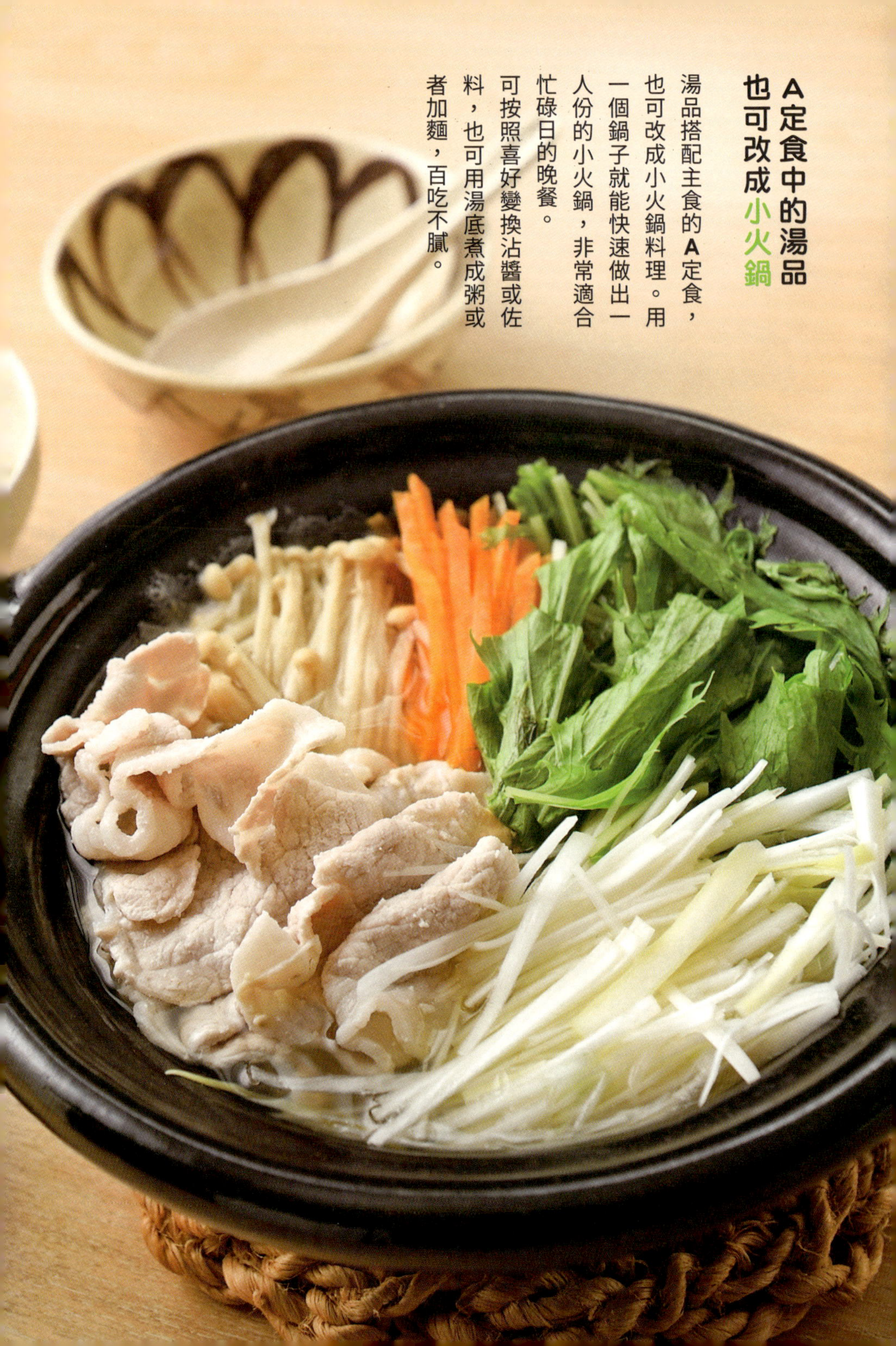

A定食中的湯品也可改成小火鍋

湯品搭配主食的A定食，也可改成小火鍋料理。用一個鍋子就能快速做出一人份的小火鍋，非常適合忙碌日的晚餐。可按照喜好變換沾醬或佐料，也可用湯底煮成粥或者加麵，百吃不膩。

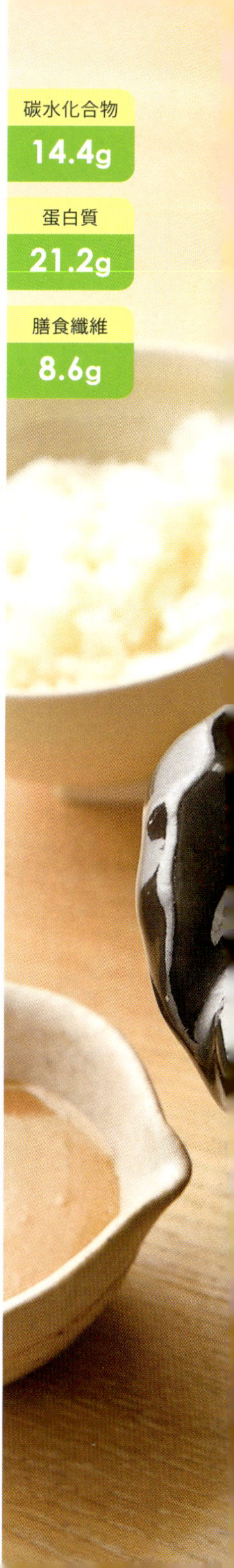

碳水化合物
14.4g

蛋白質
21.2g

膳食纖維
8.6g

食材切絲加速熟透，
節省烹調時間

豬肉蔬菜絲涮涮鍋

材料 （1人份）

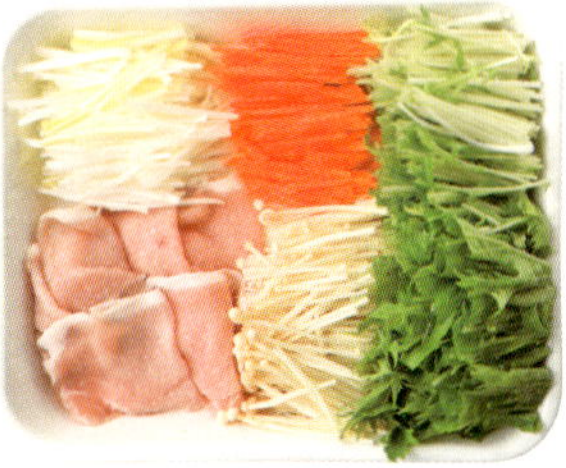

紅蘿蔔……30g
長蔥……½根
水菜……100g
金針菇……45g
昆布高湯……1½杯
豬肉（火鍋用）……80g

A
- 柑橘醋醬油……1大匙
- 白芝麻醬……1大匙

作法

1. 紅蘿蔔與蔥切絲，水菜切段，金針菇切半。
2. 鍋中倒入高湯加熱，煮滾後放入1的所有蔬菜，煮熟後再逐片加入豬肉燙熟。
3. 將A材料混合成沾醬一起享用。

※ 碳水、蛋白質、纖維含量僅限豬肉蔬菜絲涮涮鍋，不含白飯。

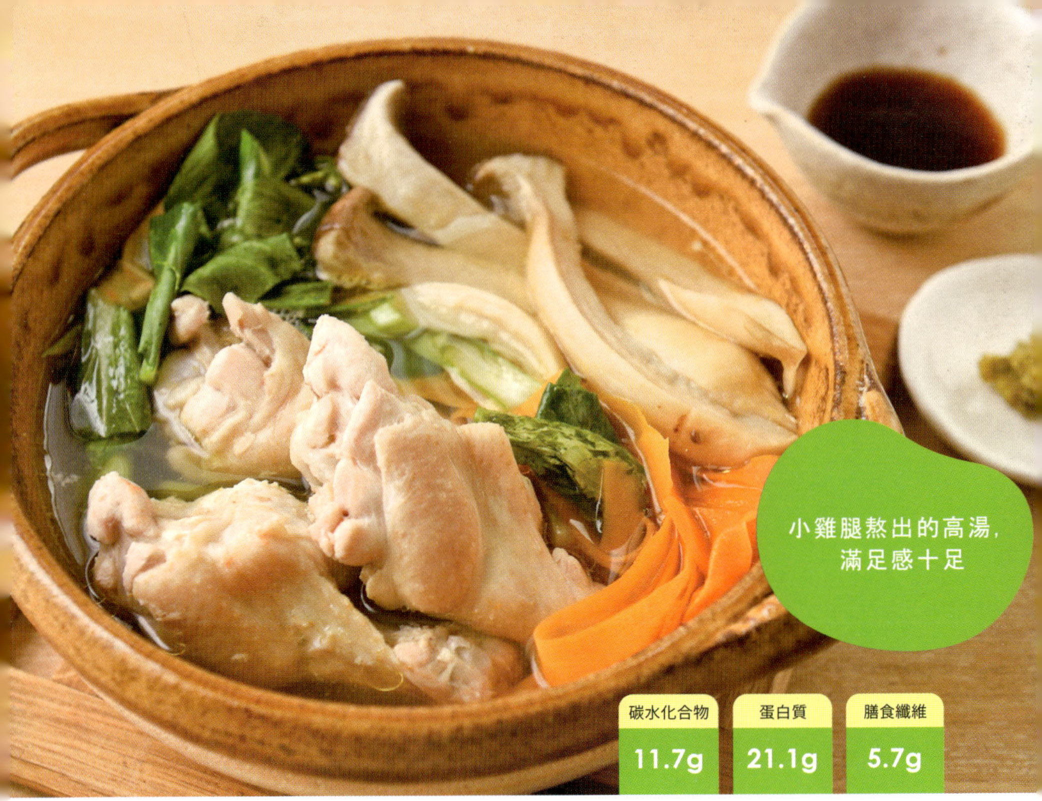
小雞腿熬出的高湯,
滿足感十足
碳水化合物
11.7g
蛋白質
21.1g
膳食纖維
5.7g

小雞腿紅蘿蔔杏鮑菇
高湯鍋

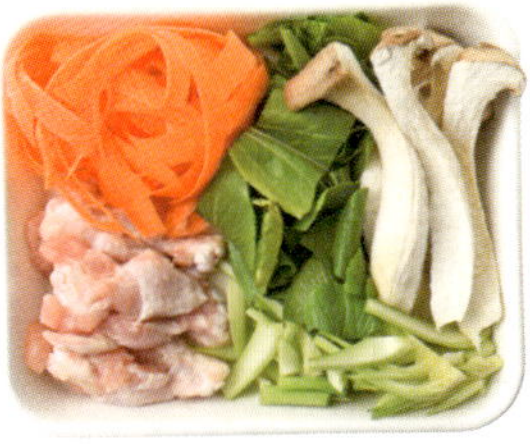

材料

（1人份）

小雞腿	3隻（150g）
紅蘿蔔	50g
杏鮑菇	100g
青江菜	½株（50g）
昆布高湯	1½杯
柑橘醋醬油	1大匙
柚子胡椒	少許

作法

1. 小雞腿根沿骨頭劃一刀，紅蘿蔔用削皮刀刨成薄片。杏鮑菇縱切成3～4等份，青江菜的梗切成1cm寬的條狀，菜葉切粗段。
2. 在鍋中倒入高湯與小雞腿，以大火加熱，沸騰後撈去浮沫，轉小火蓋上鍋蓋煮15分鐘。再加入紅蘿蔔、杏鮑菇、青江菜，略煮至熟即可。
3. 用鍋內湯汁稀釋的柑橘醋醬油與柚子胡椒，一起搭配享用。

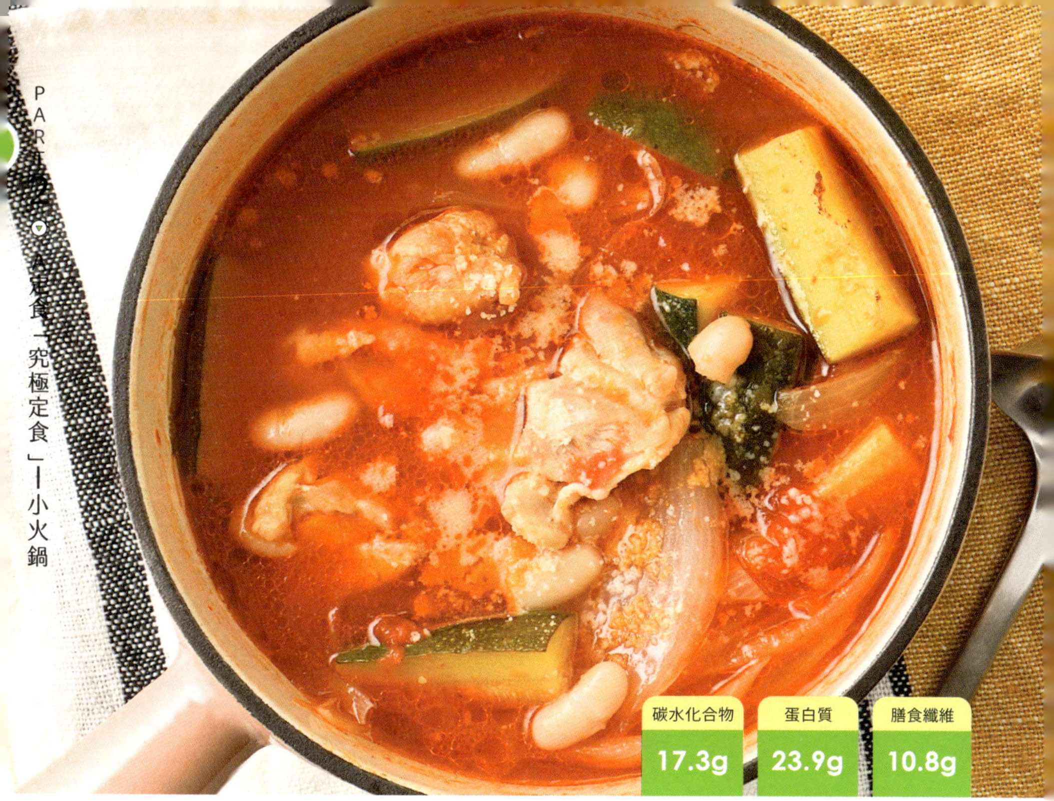
碳水化合物
17.3g
蛋白質
23.9g
膳食纖維
10.8g

雞肉四季豆番茄鍋

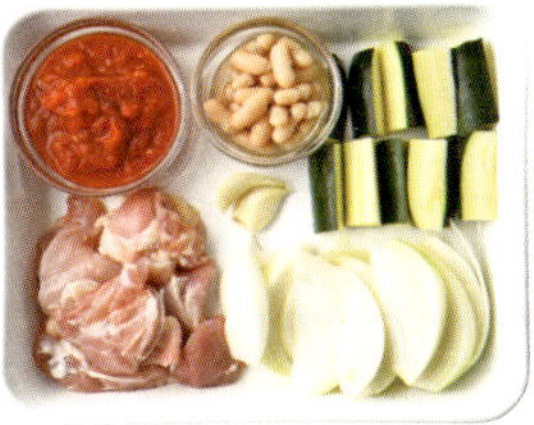

材料（1人份）

雞腿肉	**100g**
鹽、胡椒	各少許
洋蔥	½顆
櫛瓜	½條
四季豆（水煮）	**50g**
Ⓐ 蒜頭（壓碎）	**1**小瓣
Ⓐ 橄欖油	½大匙
水	**1**杯
水煮番茄罐頭	¼罐（**100g**）
鹽、粗黑胡椒	各少許
起司粉	適量

作法

1. 雞肉切成一口大小，用鹽、胡椒調味。洋蔥切成**5mm**厚的扇形，櫛瓜切成兩段後縱切成**4**～**6**條。四季豆瀝乾備用。
2. 在鍋中放入Ⓐ，小火加熱至釋出香味後，先將雞皮朝下煎至兩面金黃，再加入洋蔥、櫛瓜拌炒。
3. 加入水與壓碎的番茄罐頭（連湯汁一起），再度煮沸後加入四季豆，續煮約**5**分鐘。以鹽調味後，撒上黑胡椒與起司粉即完成。

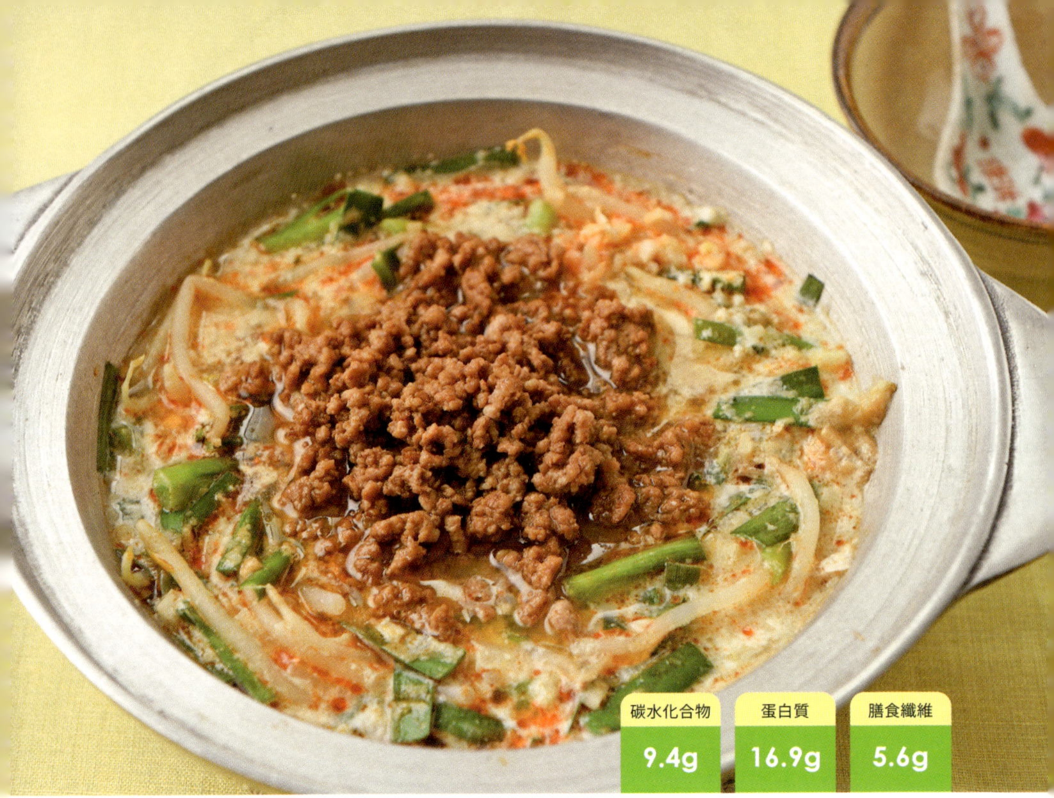

碳水化合物	蛋白質	膳食纖維
9.4g	16.9g	5.6g

豆漿擔擔鍋

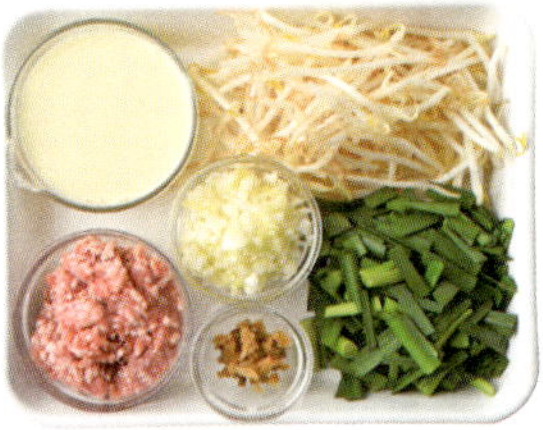

材料 （1人份）

- 韭菜……10根（50g）
- 榨菜……1小匙
- 長蔥……¼根
- 植物油……1小匙
- 豬絞肉……50g
- Ⓐ 酒、醬油、甜麵醬……各½小匙
- 雞高湯粉……1小匙
- 豆芽菜……100g
- Ⓑ 醬油、辣油……各1小匙
  白芝麻醬……1大匙
- 無調味豆漿……⅓杯

作法

1. 韭菜切段，榨菜與長蔥切末。
2. 平底鍋中倒入植物油加熱，炒香豬絞肉後加入Ⓐ炒至湯汁收乾。
3. 鍋中加入1杯水（不包含在材料表內）與雞高湯粉，煮沸後放入豆芽與韭菜稍微加熱。
4. 最後在❸加入Ⓑ、榨菜、長蔥與豆漿，再次煮沸，將❷炒好的肉鋪在上面即完成。

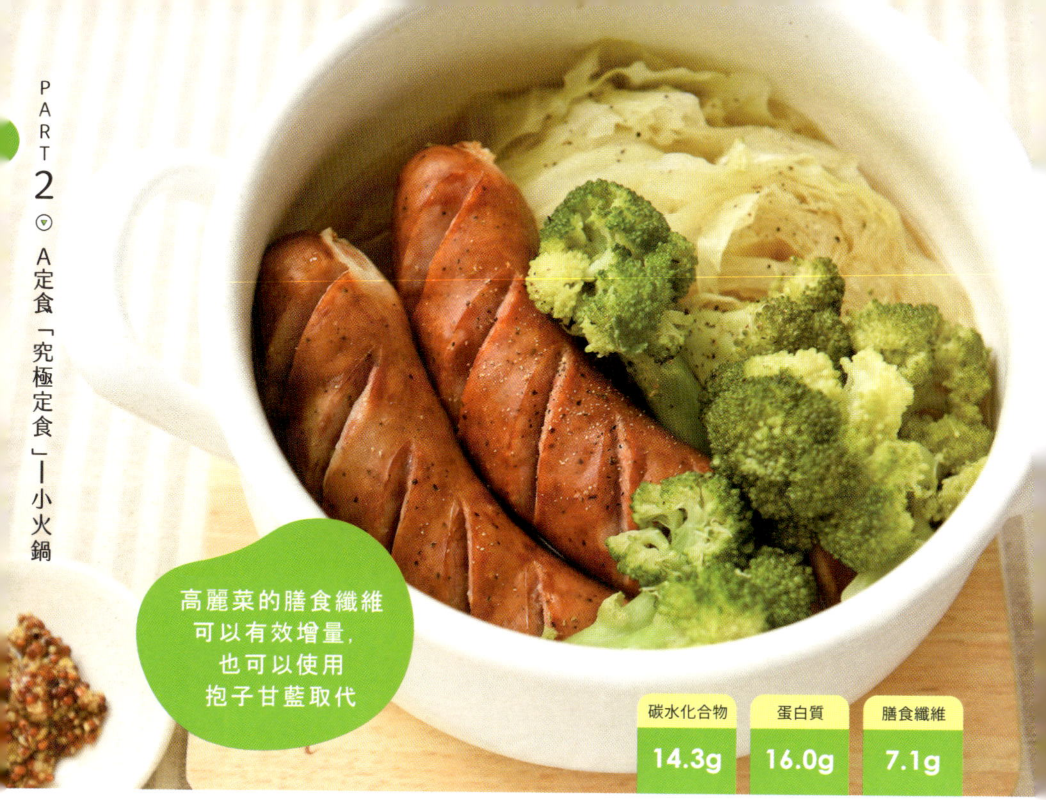

高麗菜的膳食纖維
可以有效增量，
也可以使用
抱子甘藍取代

碳水化合物	蛋白質	膳食纖維
14.3g	16.0g	7.1g

法蘭克福香腸蔬菜鍋

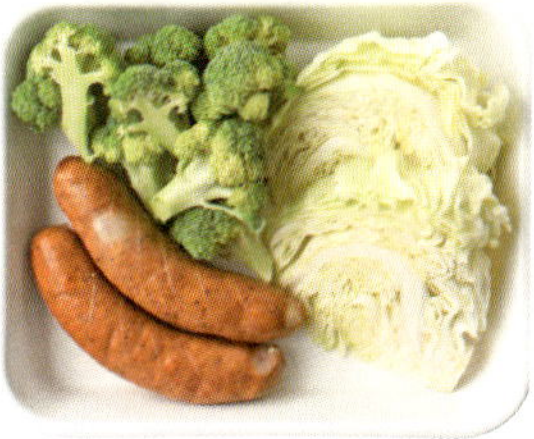

材料（1人份）

- 高麗菜……1/6顆（180g）
- 花椰菜……少許
- 法蘭克福香腸……2條（100g）
- 水……1½杯
- 高湯粉……1小匙
- 月桂葉……1片
- 鹽、胡椒……各少許
- 黃芥末醬……適量

作法

1. 高麗菜切成3cm寬的扇形，花椰菜切小朵，香腸斜切劃口。
2. 在鍋中放入❶的食材、水、高湯粉與月桂葉，大火煮沸後轉小火蓋上鍋蓋，煮10～15分鐘至高麗菜軟透。
3. 加鹽與胡椒調味，附上黃芥末醬即可食用。

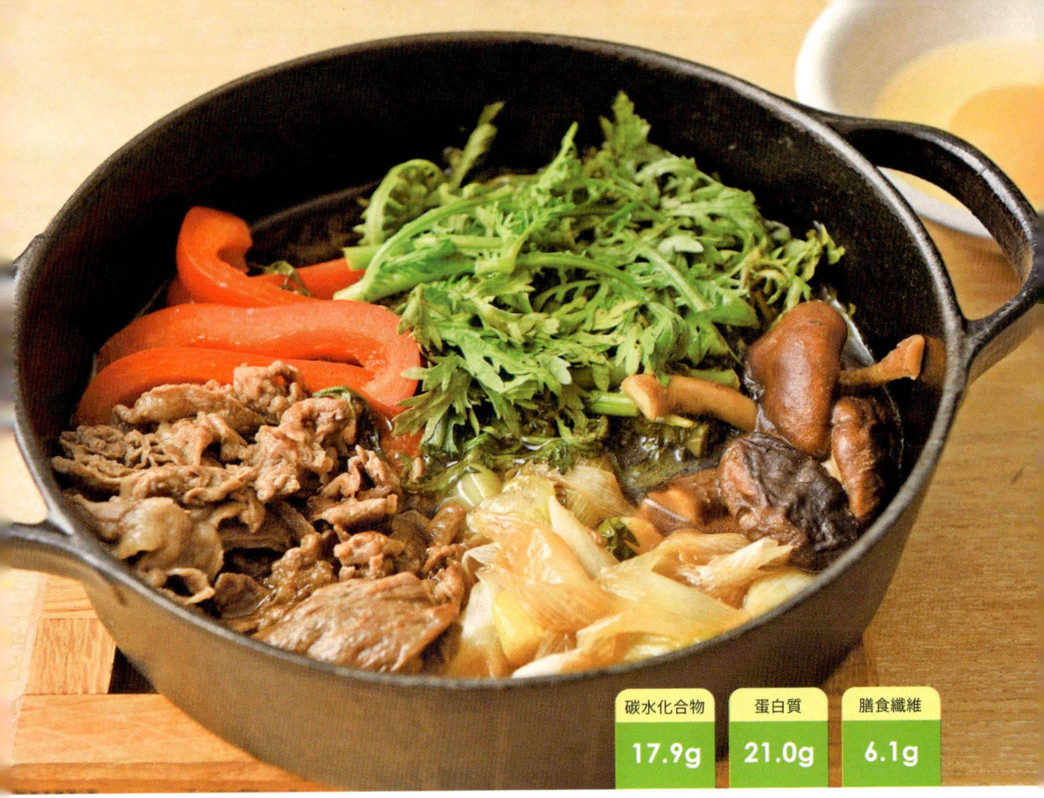
碳水化合物
17.9g
蛋白質
21.0g
膳食纖維
6.1g

茼蒿甜椒壽喜燒鍋

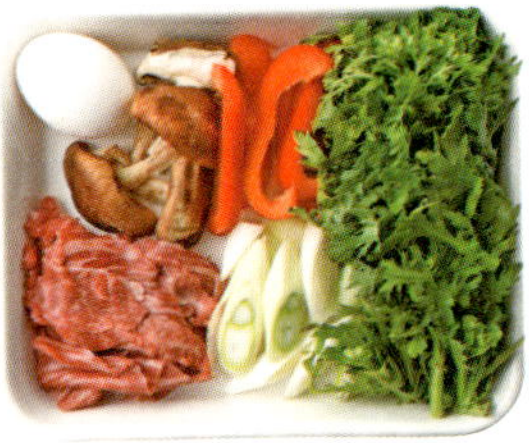

材料

（1人份）

- 茼蒿……½把（80g）
- 紅甜椒……¼顆
- 長蔥……½根
- 香菇……**2**朵
- Ⓐ（壽喜燒醬）
  醬油、清酒、味醂 各**1**大匙
- 植物油……½大匙
- 牛肉片（壽喜燒用瘦肉）……**80g**
- 昆布高湯……½杯
- 雞蛋……**1**顆

作法

1. 茼蒿切成**5cm**長，甜椒切成**1cm**寬條狀，長蔥斜切**2cm**寬，香菇連蒂對半切。在小碗中混合Ⓐ調製成壽喜燒醬料。
2. 在壽喜燒鍋中倒入植物油加熱，以中火炒香長蔥，加入牛肉拌炒後放在長蔥上，在空的地方炒甜椒與香菇。
3. 在❷倒入Ⓐ，讓醬汁均勻包裹食材，再加入高湯。煮沸後放入茼蒿。若湯汁過少，可再補充些高湯。搭配蛋液享用即可。

PART 2 A定食「極定食」—小火鍋

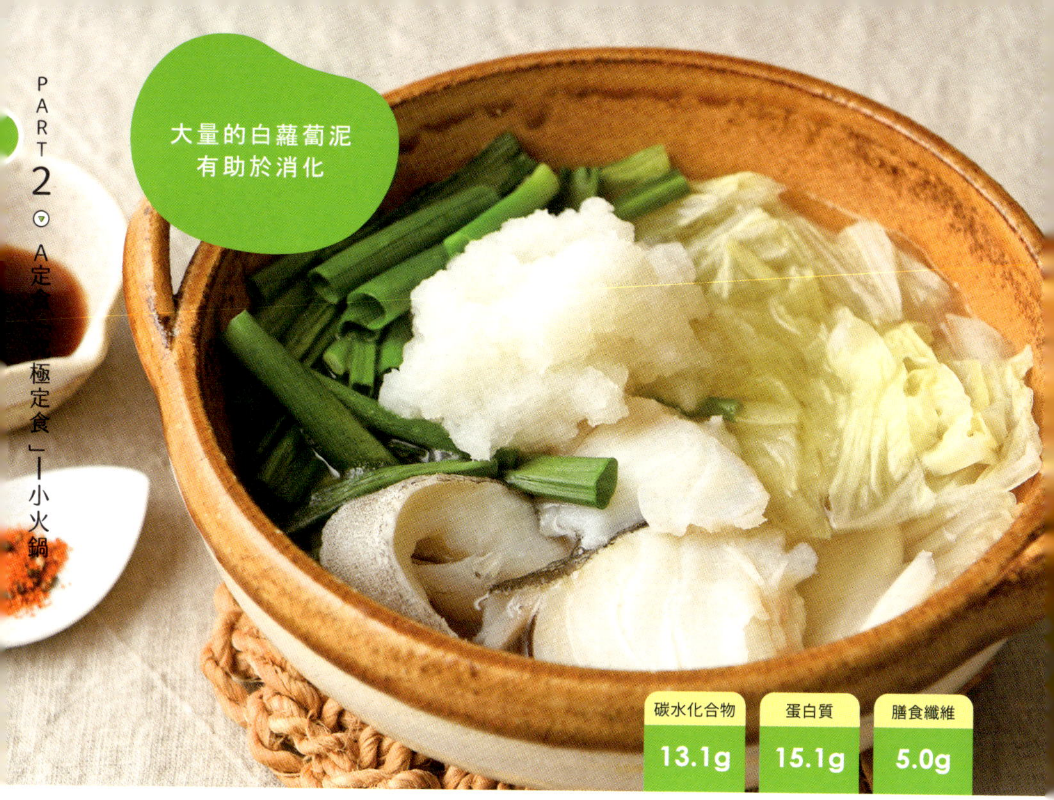
大量的白蘿蔔泥
有助於消化

碳水化合物	蛋白質	膳食纖維
13.1g	15.1g	5.0g

鱈魚蘿蔔泥鍋

※ 照片使用黃蔥示意

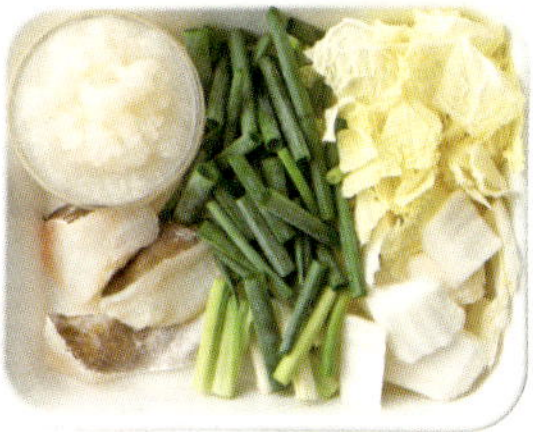

材料 （1人份）

- 鹽漬鱈魚……1片（100g）
- 白菜……100g
- 黃蔥（或青蔥）……50g
- 昆布高湯……1½杯
- 白蘿蔔泥……150g
- 柑橘醋醬油……1大匙
- 七味粉……少許

作法

1. 鱈魚斜切成一口大小，先用滾水燙過撈起。白菜的梗削薄切片，菜葉切粗段，黃蔥切成4～5cm長段。
2. 在鍋中倒入高湯加熱，煮沸後加入❶的食材煮至熟透，最後鋪上蘿蔔泥。
3. 可搭配用鍋內湯汁稀釋的柑橘醋醬油與七味粉享用。

肝臟醫師的

column

實踐食譜

＼放著就能燉出柔嫩口感！／

使用燜燒罐製作白菜湯

雖然肝臟保健的午餐推薦自備便當，但早上太忙還要準備便當實在令人頭痛。這個時候我推薦使用燜燒罐製作簡單又美味的湯品！只需3分鐘的準備時間，在保溫的過程中慢慢加熱，釋放出食材的鮮甜，燉煮後的食材也會變得柔軟綿密。搭配便利商店的飯糰或第29頁介紹的BASE BREAD，就是一頓簡單的營養午餐！

作法

（1人份，500ml燜燒罐1個）

1. 培根（1片）切成條狀，不加油下鍋炒香。
2. 加入約1cm丁狀的奶油，放入切粗段的白菜（2片）炒至稍軟，約2分鐘。
3. 加入高湯粉（1小匙）與適量水（約蓋過食材）煮滾，總共約3分鐘。
4. 倒入燜燒罐中當作便當，午餐時間即可享用口感柔軟的白菜湯。

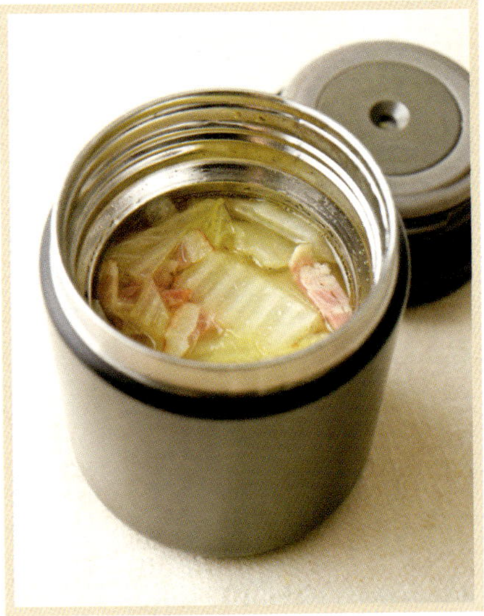

肝臟保健小技巧

使用燜燒罐的變化作法：可用市售凍乾番茄湯，加入熱水與便利商店的高麗菜絲、鮪魚，就能讓湯品更有飽足感。再加2顆水煮蛋，就完成一份低碳水、高蛋白、高膳食纖維的營養午餐！

PART 3

B定食

「一湯一菜定食」主菜＋湯品＋主食

搭配主菜、味噌湯與白飯的經典定食風格。
本章介紹使用豐富的蛋白質食材與蔬菜，
料理出營養均衡的主菜，
以及便於製作的味噌湯配料。

搭配白飯、主菜與湯品的一湯一菜定食

雖是經典定食，但重點在於主菜加入豐富的蛋白質與膳食纖維。若再加上一碗富含膳食纖維的味噌湯，整體就能成爲營養均衡、飽足感十足的菜單。忙碌時，也可以將冷凍蔬菜微波後加入即食味噌湯，輕鬆完成懶人味噌湯。

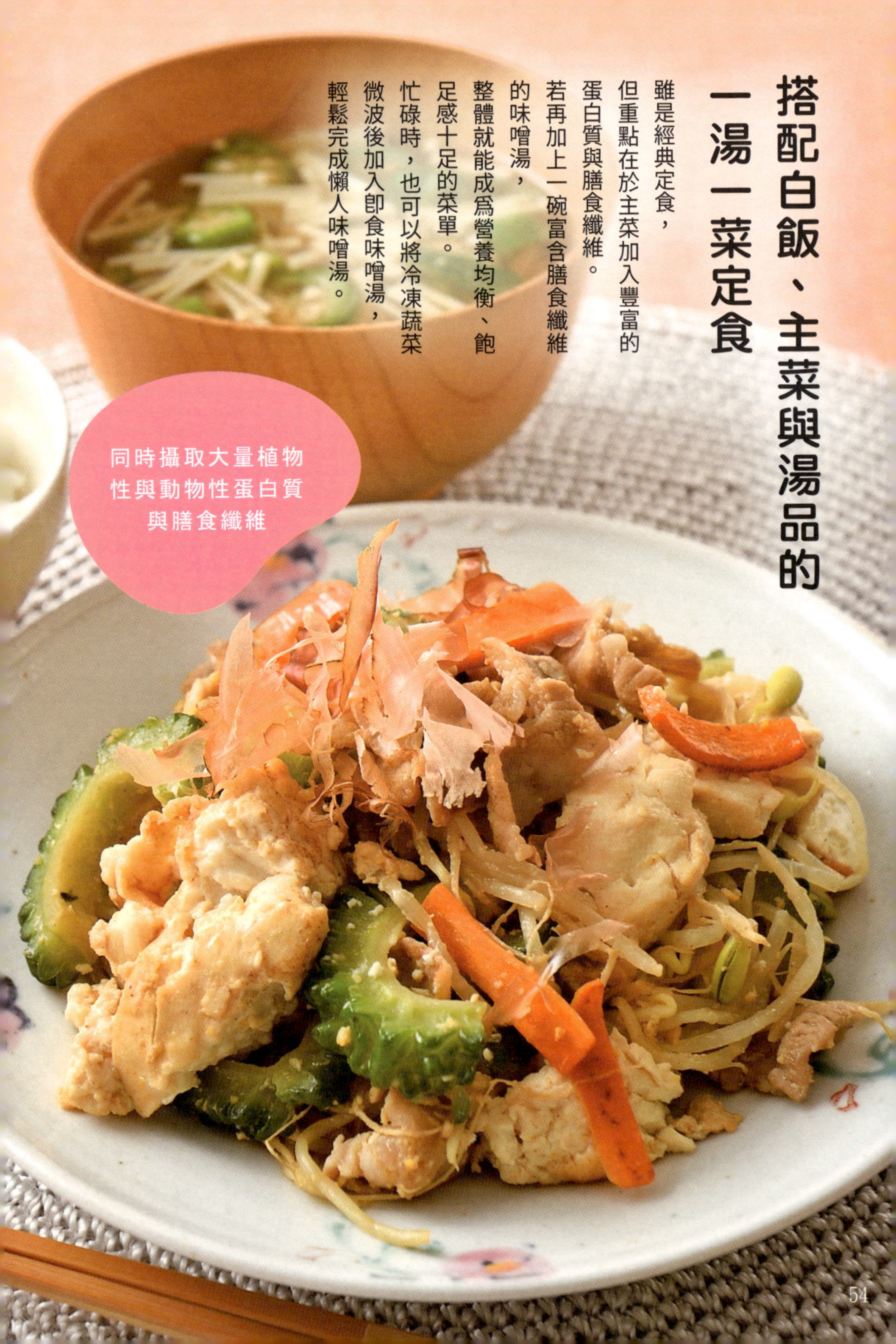

同時攝取大量植物性與動物性蛋白質與膳食纖維

豆腐炒苦瓜

材料
（2人份）

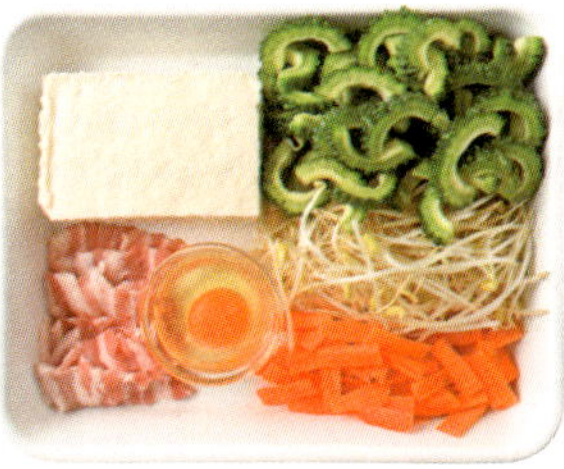

木綿豆腐／板豆腐……1塊
五花豬肉……**50g**
紅蘿蔔……**50g**
苦瓜……**1**小條（200g）
植物油……**1**大匙
鹽……少許
黃豆芽……**100g**
雞蛋……**1**顆
醬油……**1**大匙
鹽、胡椒……各少許
柴魚片……適量

作法

1. 豆腐用廚房紙巾包起來，放在耐熱盤上，不蓋保鮮膜，微波**3**分鐘，瀝乾水分。豬肉切成**2cm**寬。紅蘿蔔切段，苦瓜對半切去籽，切成**0.7cm**薄片，撒少許鹽（不包含在材料表內）變軟後擠乾水分。
2. 在平底鍋以中火加熱一半的植物油，將豆腐稍微壓碎放入，煎至雙面上色，撒鹽後取出。
3. 在❷加入剩下的油，以中火炒豬肉，炒出豬油後，加入紅蘿蔔、苦瓜、豆芽菜拌炒，食材炒軟後，加入豆腐一起炒。最後倒入打散的蛋液，攪拌均勻，從鍋邊淋入醬油，以鹽、胡椒調味，盛盤後撒上柴魚片即可。

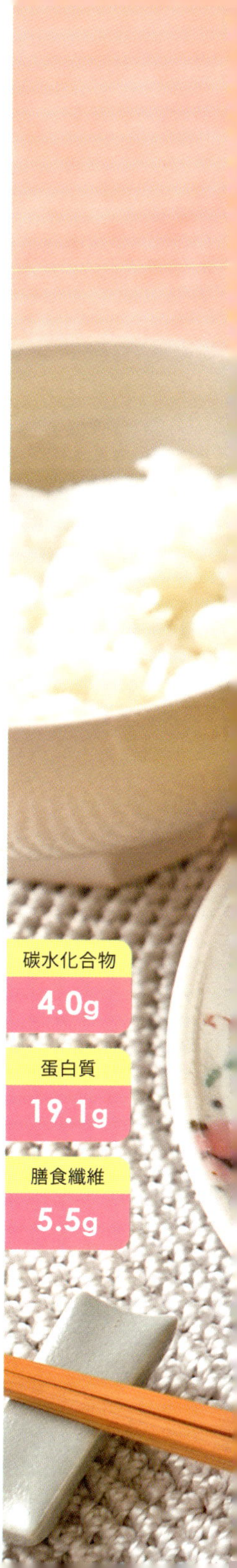

碳水化合物 **4.0g**
蛋白質 **19.1g**
膳食纖維 **5.5g**

秋葵金針菇味噌湯 ➡ P72

※ 碳水、蛋白質與膳食纖維的數值僅限豆腐炒苦瓜，不包含白飯與味噌湯。

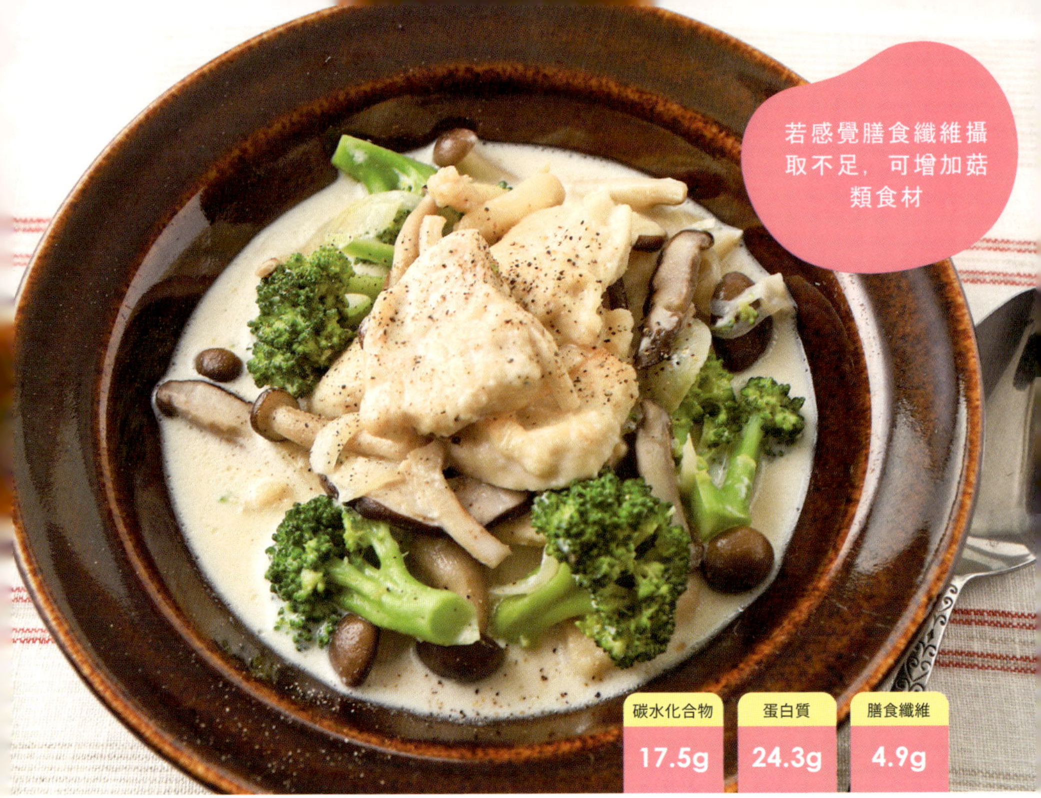
若感覺膳食纖維攝取不足，可增加菇類食材
碳水化合物
17.5g
蛋白質
24.3g
膳食纖維
4.9g

雞肉菇菇奶油燉菜

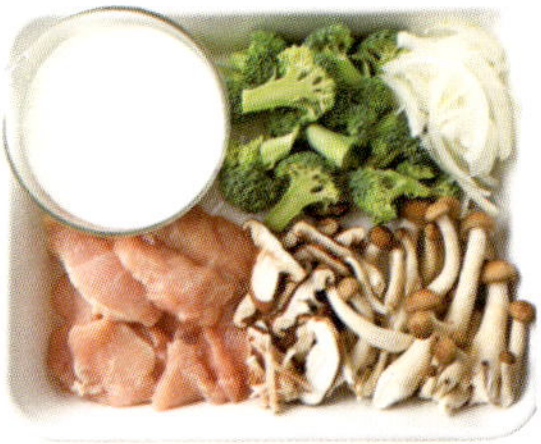

材料 （2人份）

- 雞胸肉……200g
- A 鹽、胡椒、麵粉……各少許
- 洋蔥……¼顆
- 香菇……2朵
- 鴻喜菇……100g
- 花椰菜……100g
- 植物油……1大匙
- B 牛奶……1杯
- B 高湯粉……½大匙
- 鹽、粗黑胡椒……各少許

作法

1. 雞胸肉切薄片，撒上調味料A。香菇切片，鴻喜菇剝散。
2. 花椰菜切小朵，用保鮮膜包裹，微波2分鐘。
3. 在平底鍋以中火加熱一半的油，煎雞肉至厚度的一半變白後翻面煎熟取出。同鍋加入剩下的油，中火炒軟洋蔥，再加入菇類拌炒，然後放回雞肉，加入B的牛奶與高湯粉，煮滾後加入2的花椰菜轉小火煮約5分鐘，調味後盛盤撒上胡椒即可。

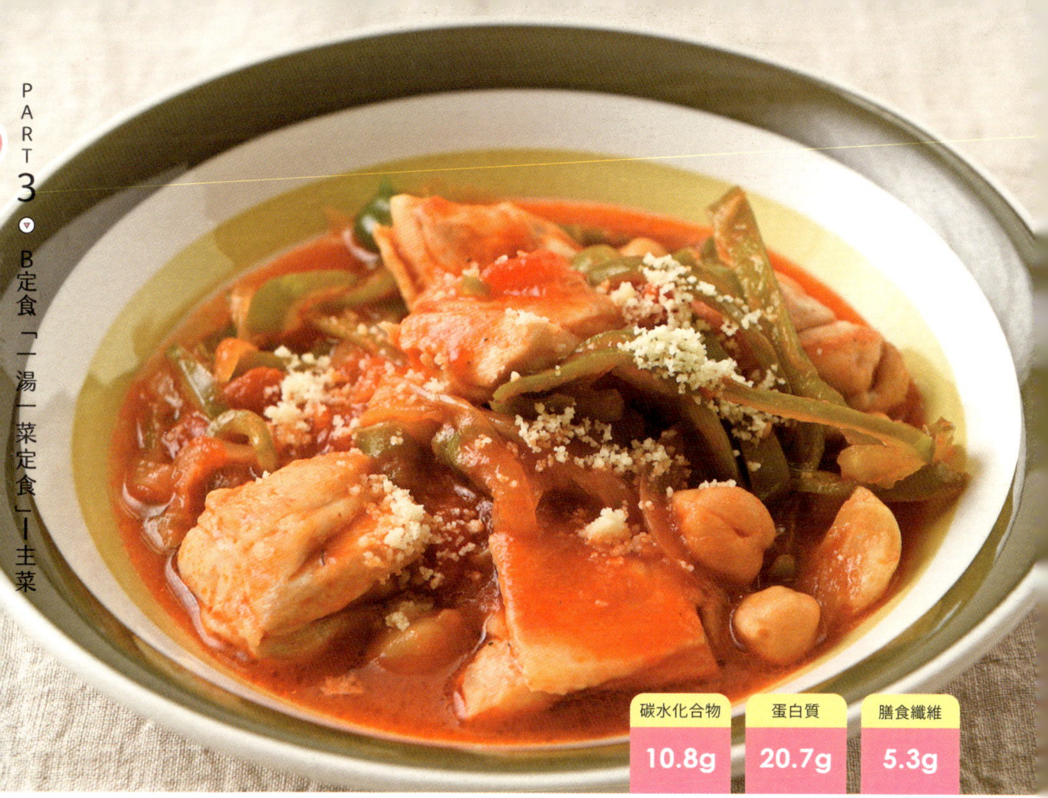

碳水化合物	蛋白質	膳食纖維
10.8g	20.7g	5.3g

雞肉青椒番茄燉菜

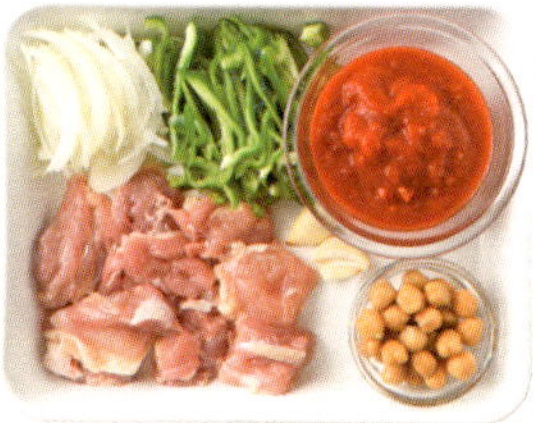

材料（2人份）

- 雞腿肉……200g
- 鹽、胡椒……各少許
- 青椒……2顆
- 洋蔥……¼顆
- 橄欖油……1大匙
- 蒜頭（壓碎）……1小瓣
- 番茄罐頭（切碎）……½罐（200g）
- 高湯粉……½大匙
- 鷹嘴豆（熟）……50g
- 鹽……少許
- 起司粉……適量

作法

1. 雞肉切成一口大小，撒鹽與胡椒。
2. 青椒縱切成絲，洋蔥切片。
3. 在平底鍋以中火加熱一半的橄欖油，煎雞肉至一半變白之後煎另一面。同鍋加入剩下的油與蒜，用小火炒香，再放入2的青椒與洋蔥炒至軟。雞肉回鍋，加入½杯水（不包含在材料表內）、番茄、高湯粉，中火煮滾後，加入鷹嘴豆，蓋鍋蓋轉小火煮約5分鐘。加鹽調味後盛盤，撒起司粉。

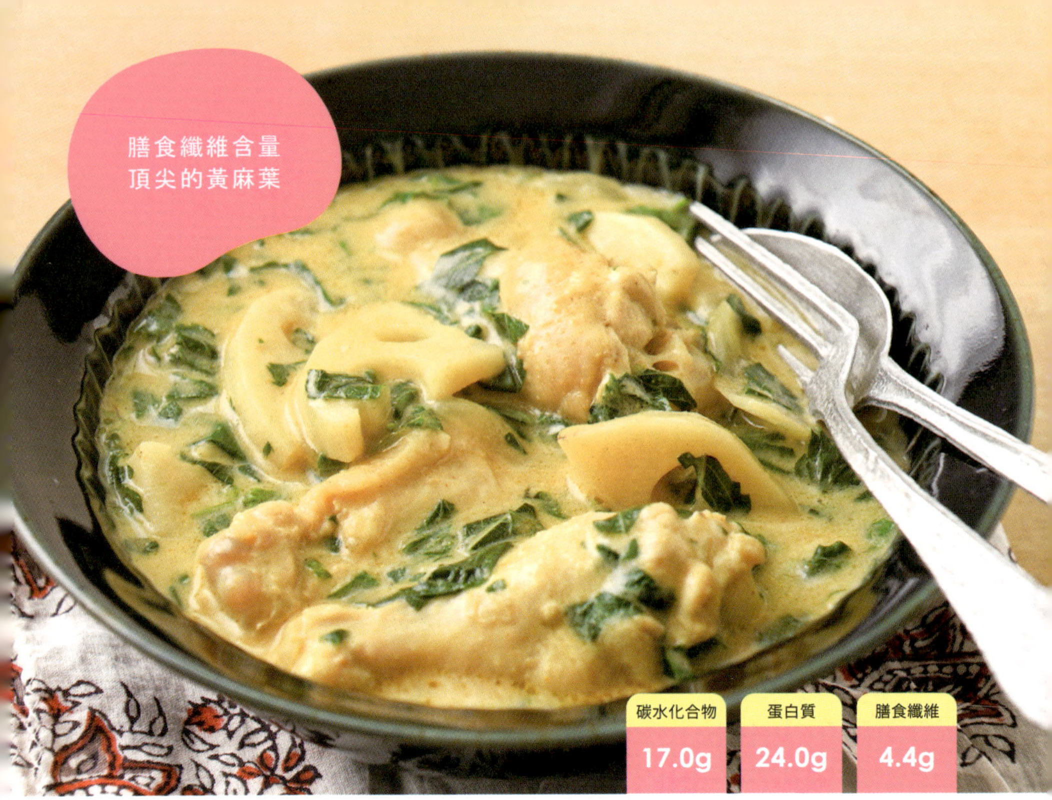

膳食纖維含量
頂尖的黃麻葉

碳水化合物	蛋白質	膳食纖維
17.0g	24.0g	4.4g

雞肉黃麻異國風燉菜

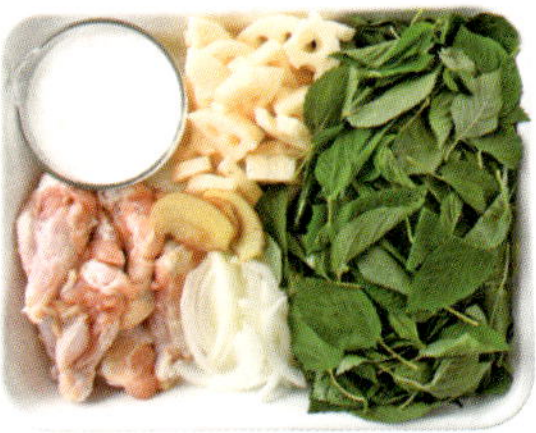

材料（2人份）

小雞腿	6隻（330g）
蓮藕	140g
洋蔥	$\frac{1}{4}$顆
黃麻	100g
薑（切片）	2～3片
水	$1\frac{1}{2}$杯
雞高湯粉	1小匙
咖哩塊（切碎）	20g
椰奶	$\frac{1}{2}$杯

作法

1. 小雞腿沿骨頭劃開。
2. 蓮藕切7mm半圓片或扇狀，洋蔥切薄片。
3. 黃麻摘下菜葉燙熟後大致切碎。
4. 在鍋中放入小雞腿、薑、水，大火煮滾撈去浮沫，蓋鍋蓋轉小火煮約10分鐘。加入雞高湯粉與②的食材，續煮約5分鐘。加入③的黃麻葉，熄火拌勻咖哩塊，再加入椰奶，中火煮2～3分鐘即完成。

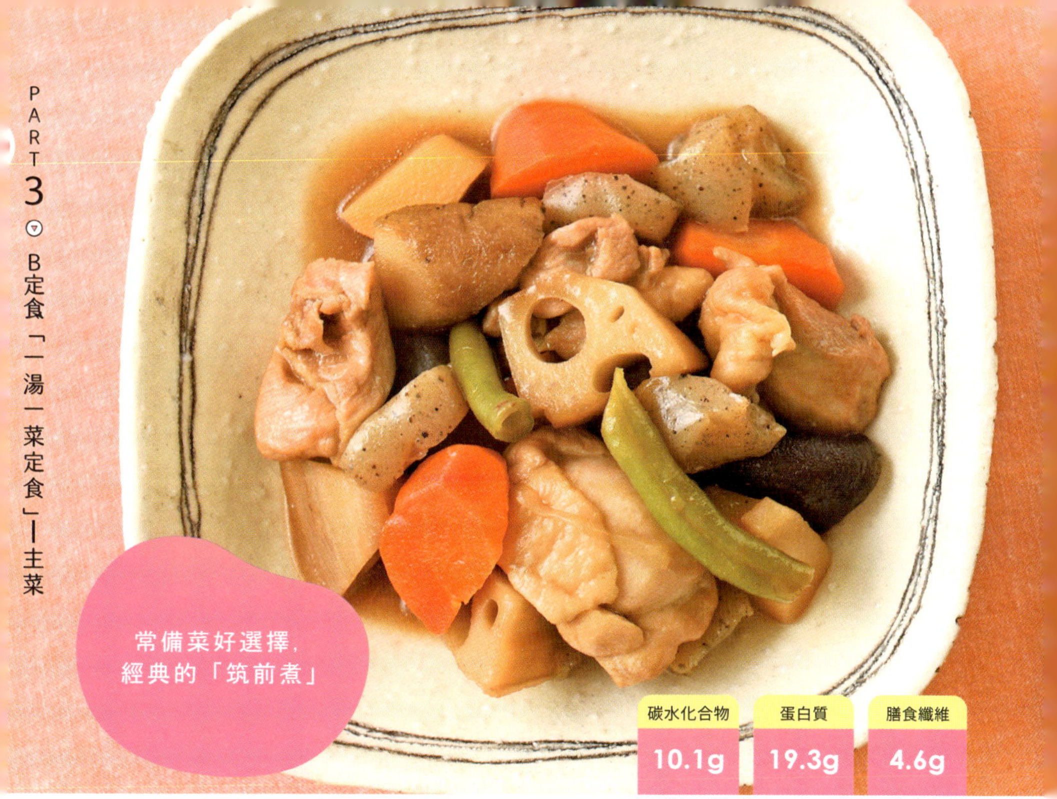

常備菜好選擇，
經典的「筑前煮」

碳水化合物	蛋白質	膳食纖維
10.1g	19.3g	4.6g

雞肉根莖蔬菜和風燉菜

※ 若根莖類綜合包含有芋頭，因碳水較高，建議去除或減少白飯量。

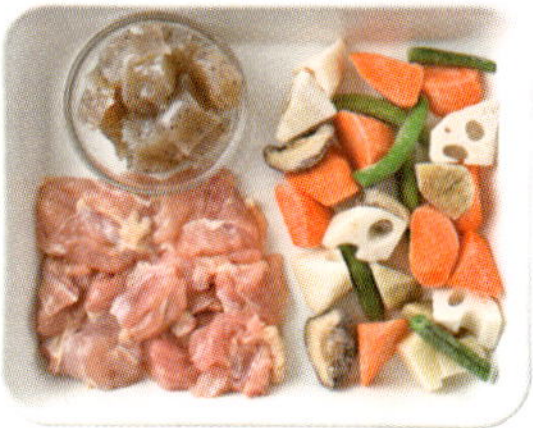

材料（2人份）

- 雞腿肉……200g
- 蒟蒻……100g
- 香油……1大匙
- 根莖類綜合包（市售／牛蒡、紅蘿蔔、竹筍、香菇、四季豆、蓮藕）……180g
- Ⓐ 高湯……1杯
- Ⓐ 醬油、味醂、料理酒……各約1大匙

作法

1. 雞肉切成一口大小。蒟蒻撕成適量大小，用水煮滾後再煮2分鐘，瀝乾備用。
2. 在平底鍋以中火加熱香油，炒雞肉至出油，加入根莖類綜合包與蒟蒻拌炒，倒入Ⓐ煮滾後蓋上鋁箔蓋，煮至湯汁收乾即可。

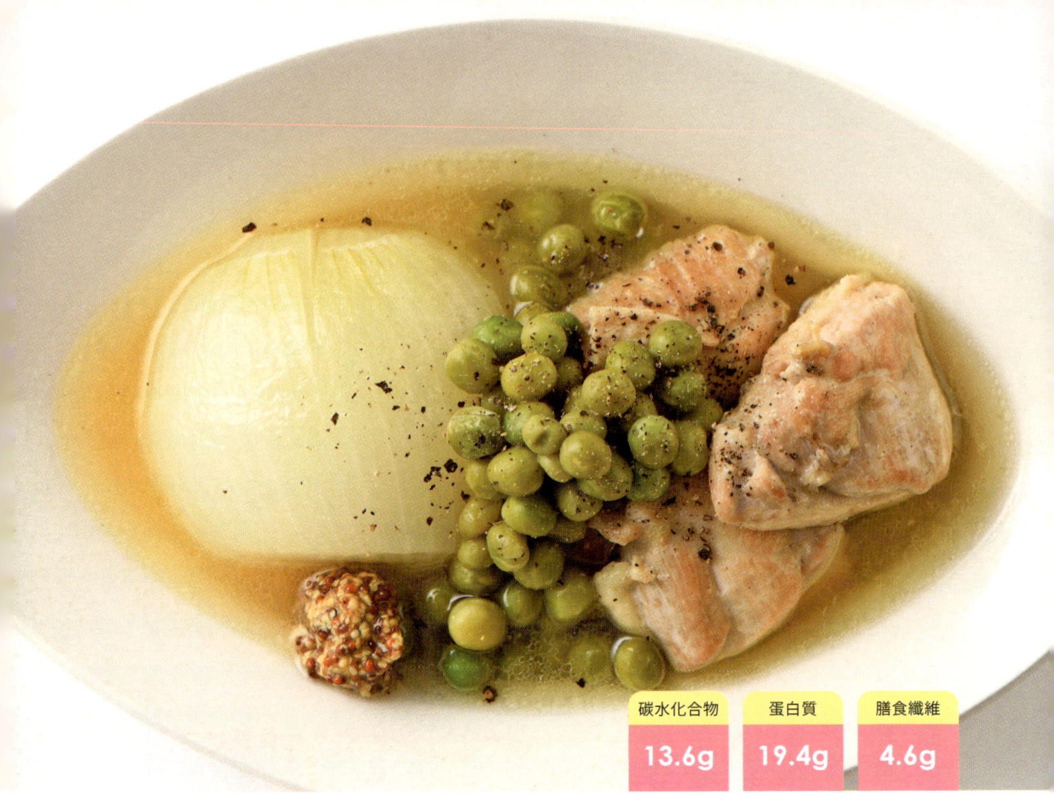

碳水化合物
13.6g
蛋白質
19.4g
膳食纖維
4.6g

雞肉豌豆紅酒燉菜

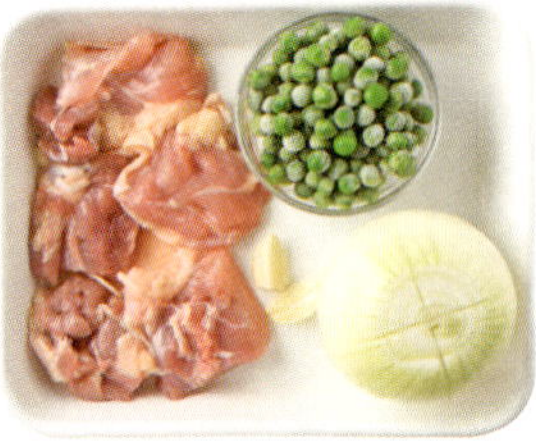

材料（2人份）

雞腿肉……200g
洋蔥……1顆（大）
橄欖油……½大匙
蒜頭（壓碎）……1小瓣
白酒……¼杯
冷凍豌豆……50g
Ⓐ 水……1杯
Ⓐ 高湯粉……½大匙
Ⓐ 月桂葉……1片
鹽、粗黑胡椒……各少許
芥末籽醬……適量

作法

1. 雞肉切成一口大小。洋蔥對半切後，在頂部劃幾刀，用保鮮膜包裹，微波5分鐘。
2. 在鍋中加橄欖油與蒜，小火炒香後放入雞肉，煎至一面變白後翻面煎。
3. 在2加入白酒煮至酒精揮發、湯汁收少，再加入洋蔥、豌豆與Ⓐ，蓋鍋蓋煮約10分鐘。調味後盛盤，撒胡椒，搭配芥末籽醬享用。

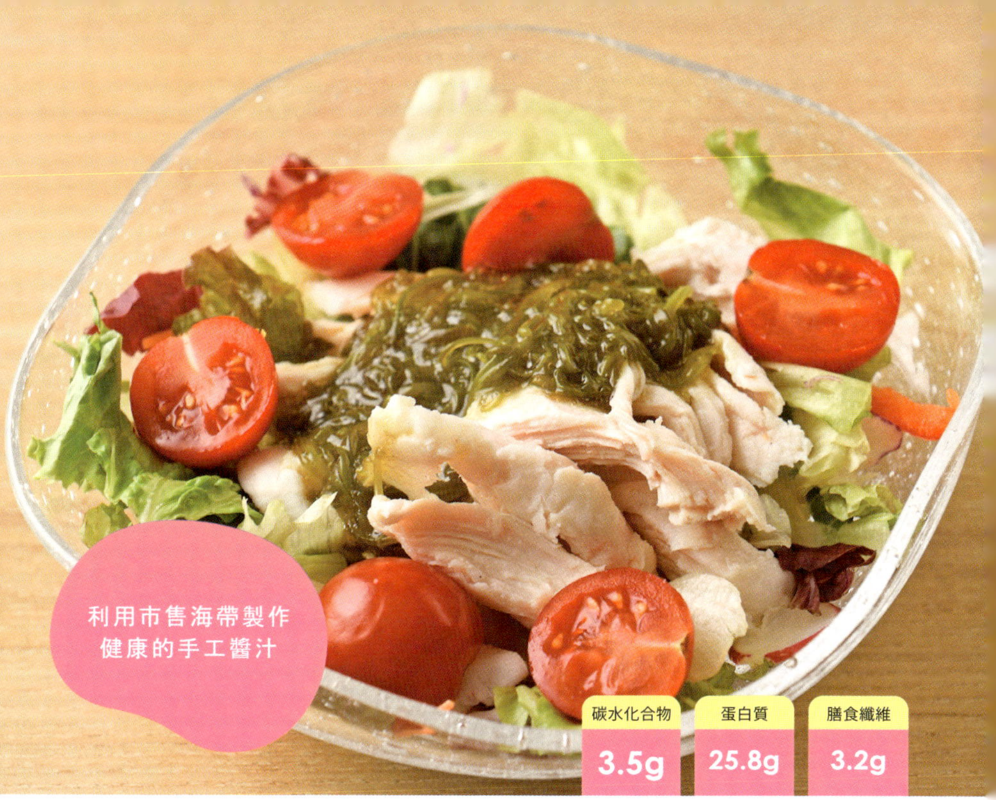
利用市售海帶製作
健康的手工醬汁
碳水化合物
3.5g
蛋白質
25.8g
膳食纖維
3.2g

雞胸沙拉

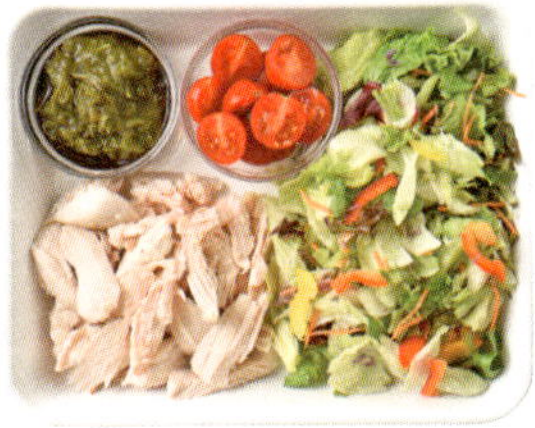

材料（2人份）

市售原味雞胸肉……2包（200g）
小番茄……6顆
調味海帶……2包（140g）
橄欖油……1大匙
市售綜合沙拉包……160g

作法

1. 雞胸肉用手撕成一口大小，小番茄對切。
2. 海帶與橄欖油混合。
3. 將沙拉包、小番茄、雞肉擺盤，淋上2的海帶醬汁。

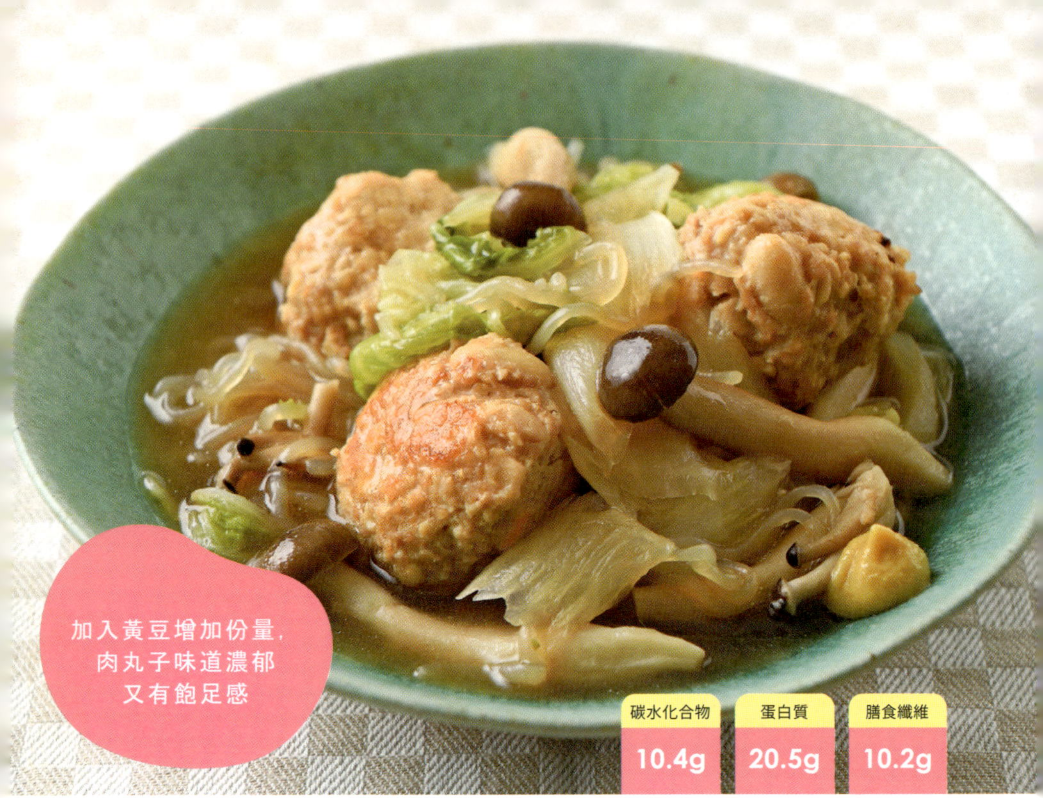
加入黃豆增加份量，
肉丸子味道濃郁
又有飽足感
碳水化合物
10.4g
蛋白質
20.5g
膳食纖維
10.2g

肉丸菇菇燉菜

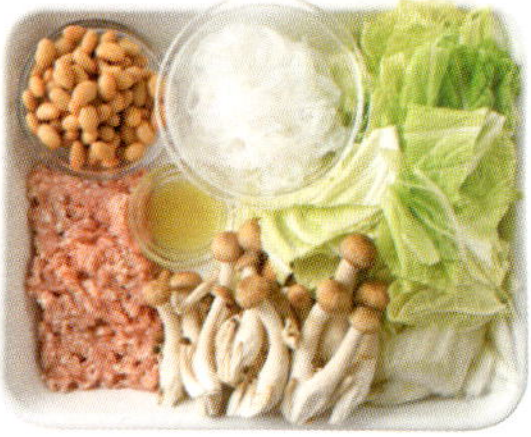

材料 （2人份）

白菜	300g
蒟蒻絲	150g
鴻喜菇	100g
熟黃豆	90g
雞絞肉	150g
薑汁	1小匙
鹽	1/5匙
植物油	1大匙
A 高湯	1/2杯
A 醬油、味醂	各1大匙
黃芥末醬	適量

作法

1. 白菜梗斜切，白菜葉切大塊，蒟蒻絲剪成一口長度，鴻喜菇剝散。黃豆用叉子略壓碎。
2. 在碗中混合絞肉、黃豆、薑汁與鹽，分成6顆丸子。
3. 在平底鍋以中火加熱植物油，煎2的丸子。丸子上色後加入白菜、蒟蒻、鴻喜菇，倒入A高湯，加蓋燜煮。盛盤後搭配黃芥末醬。

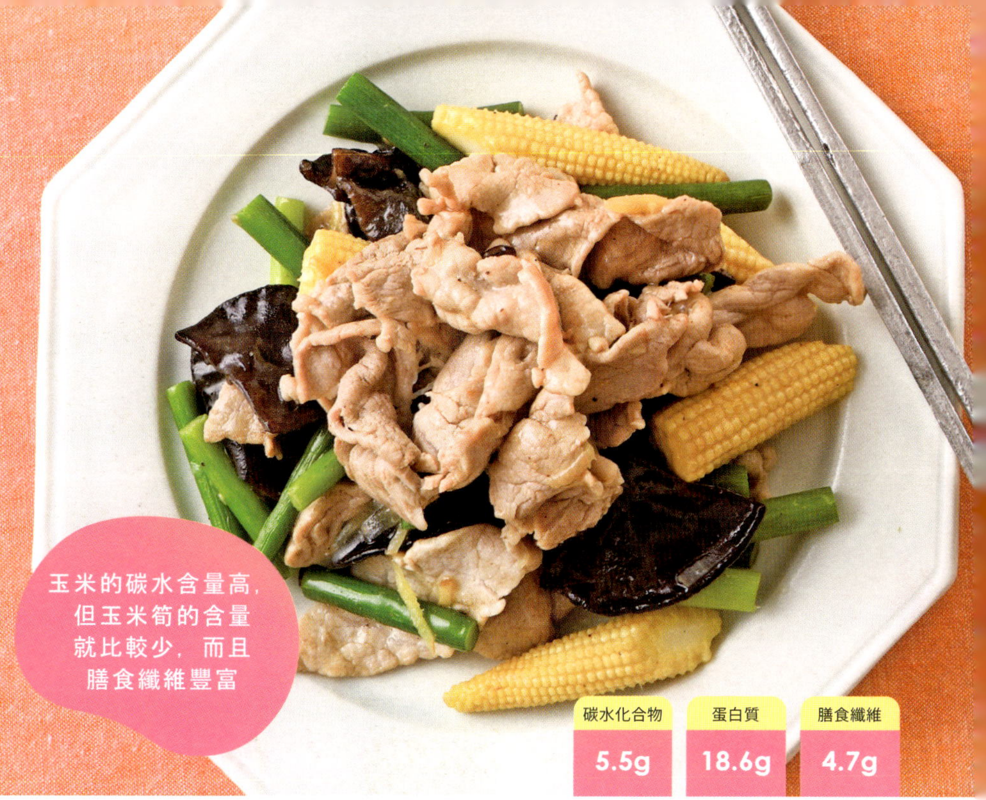

玉米的碳水含量高，
但玉米筍的含量
就比較少，而且
膳食纖維豐富

碳水化合物	蛋白質	膳食纖維
5.5g	18.6g	4.7g

中式豬肉清炒玉米筍

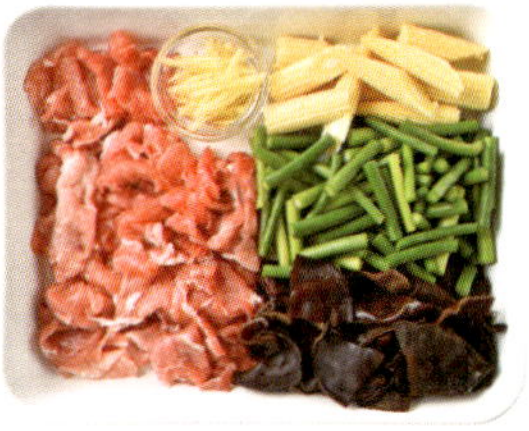

材料 （2人份）

- 豬肉切片……200g
- 玉米筍……6根
- 蒜苗……70g
- 木耳（生）……90g
- 麻油……1大匙
- 薑絲……少許（約1小塊）
- Ⓐ
  - 水……¼杯
  - 雞湯粉……1小匙
  - 鹽……¼小匙
  - 太白粉……1小匙
  - 胡椒……少許

作法

1. 將豬肉切成一口大小，玉米筍對半斜切，蒜苗切成3～4cm長，木耳切成大塊。
2. 在平底鍋以中火加熱麻油，加入豬肉炒散，顏色變化後加入蔬菜、木耳與薑絲，一同拌炒。
3. 當蔬菜變軟後，混合Ⓐ調味料，淋入鍋中翻炒均勻。

※ 使用乾燥木耳時，用量約13g，需泡水20分鐘回軟。

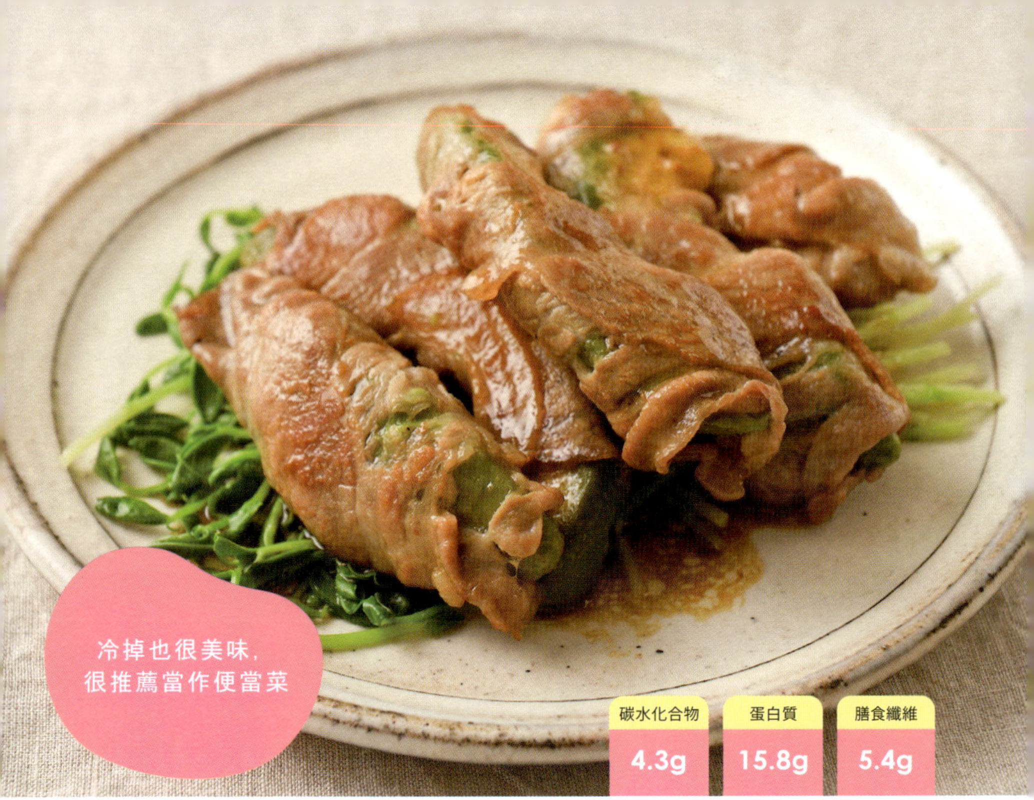

冷掉也很美味，
很推薦當作便當菜

碳水化合物	蛋白質	膳食纖維
4.3g	15.8g	5.4g

酪梨豆苗豬肉捲

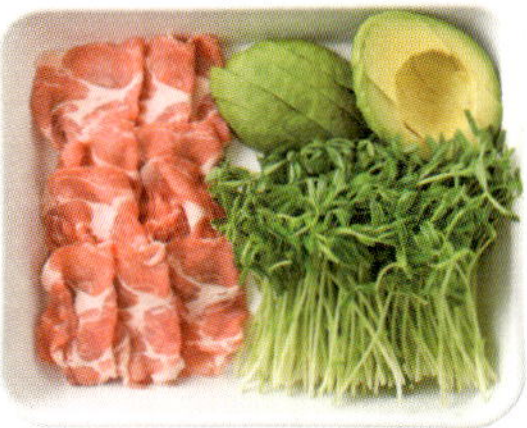

材料 （2人份）

- 酪梨……1個
- 豆苗……1包
- 豬腿肉（火鍋用）-150g（約10片）
- 橄欖油……1大匙
- 柑橘醋醬油……2大匙

作法

1. 酪梨剖半去籽去皮，各縱切成**5**等份。豆苗加少許鹽（不包含在材料表內）燙熟、擰乾水分後切成一口大小。
2. 將豬肉片攤開，包入酪梨。
3. 在平底鍋以中火加熱橄欖油，將②捲好的豬肉收口朝下擺放，煎至各面熟透後淋上柑橘醋醬油。
4. 盤底鋪上豆苗，擺上③的肉捲，將鍋中剩餘醬汁淋上即可。

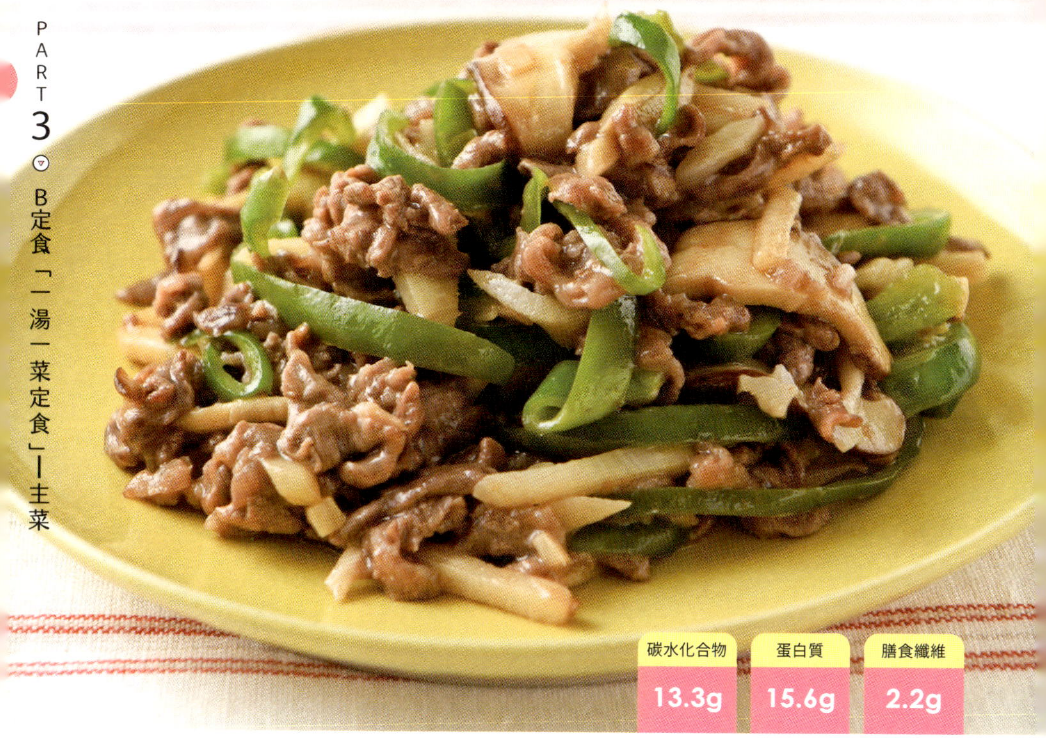

碳水化合物	蛋白質	膳食纖維
13.3g	15.6g	2.2g

青椒牛肉絲

※ 建議盡量選用瘦肉比例高的牛肉。

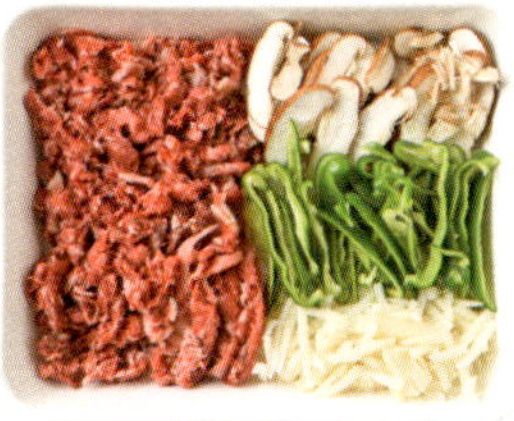

材料（2人份）

- 牛肉切片……200g
- 料理酒……2小匙
- 太白粉……適量
- 筍片（水煮）……50g
- 青椒……2個
- 香菇……2朵
- 植物油……1大匙
- A
  - 蠔油、酒……各1大匙
  - 醬油……1小匙
  - 蒜泥……少許

作法

1. 牛肉切絲，灑上酒後拌勻，薄薄撒上太白粉。筍與青椒切絲，香菇梗撕成絲，香菇切片。
2. 在鍋中加一半植物油以中火加熱，先炒①牛肉以外的食材，加入少許鹽（不包含在材料表內），炒軟後取出。
3. 在②中加剩下的油，以中火炒散牛肉至變色，加入②的蔬菜再拌炒Ⓐ調味。

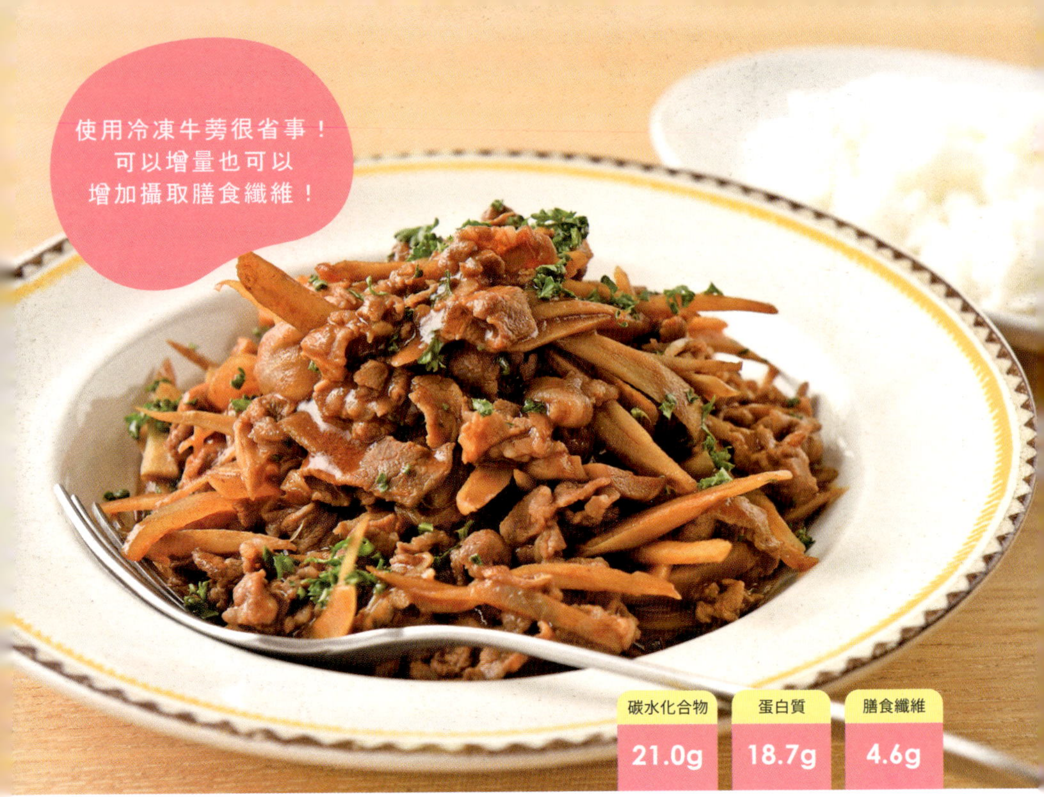
使用冷凍牛蒡很省事！
可以增量也可以
增加攝取膳食纖維！

碳水化合物	蛋白質	膳食纖維
21.0g	18.7g	4.6g

※營養價值不包含白飯。

牛蒡燴牛肉

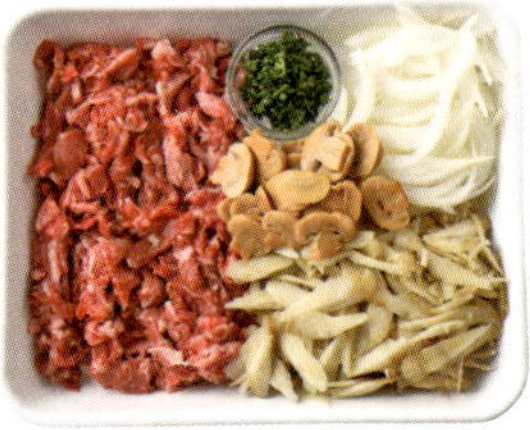

材料 （2人份）

- 牛肉邊角料……200g
- 洋蔥……½個
- 橄欖油……1大匙
- 冷凍牛蒡絲……100g
- 蘑菇片（水煮）……50g
- A 市售多蜜醬……145g
- A 番茄醬、伍斯特醬 各1大匙
- A 月桂葉……1片
- 鹽、胡椒、巴西里……適量

作法

1. 牛肉切條，洋蔥切細絲。
2. 在平底鍋中加橄欖油，以中火炒軟洋蔥，加入牛肉繼續炒。
3. 肉變色後加水¼杯（不包含在材料表內），煮滾後加入冷凍牛蒡，蓋鍋蓋煮至沸騰，再加蘑菇與A醬料攪拌均勻。煮滾後蓋上鍋蓋再燉約5分鐘，用鹽和胡椒調味後盛盤灑上切碎的巴西里。

※若用生牛蒡，請在2和洋蔥一起拌炒。

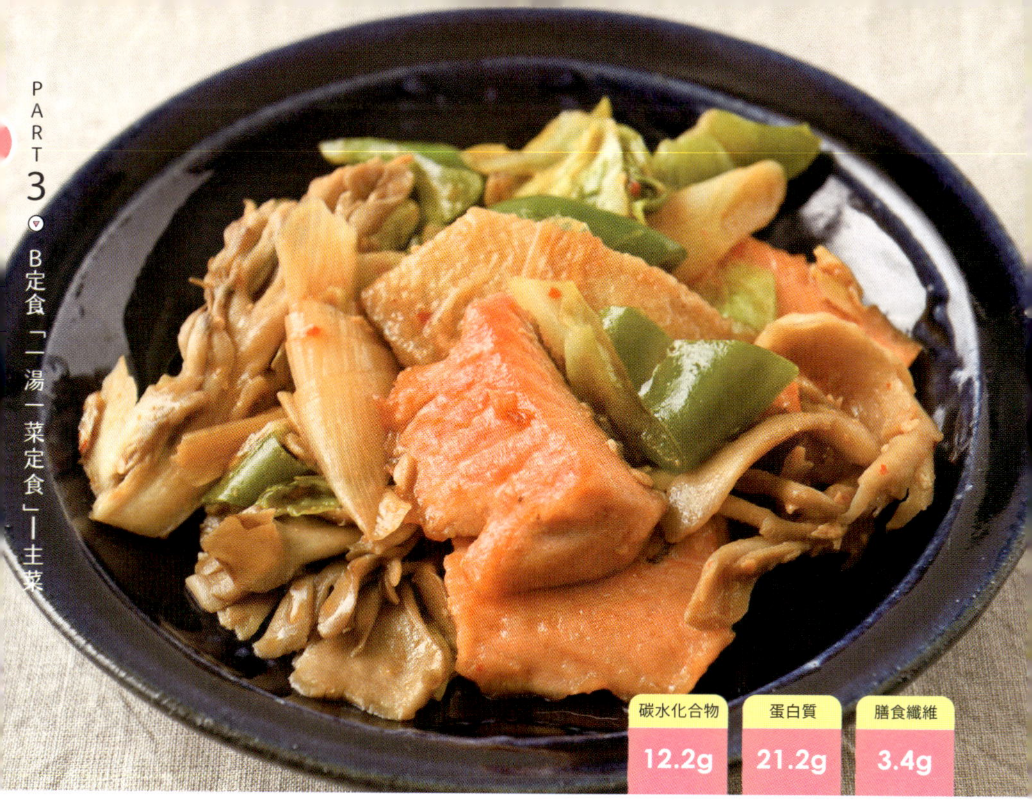

碳水化合物	蛋白質	膳食纖維
12.2g	21.2g	3.4g

鮭魚回鍋肉

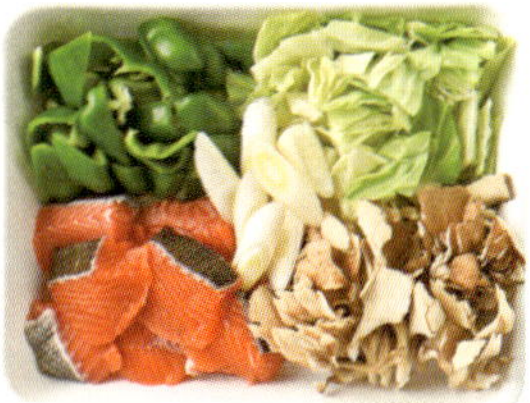

材料（2人份）

- 鮭魚……2片（200g）
- 高麗菜……60g
- 青椒……2個
- 蔥……¼根
- 舞菇……100g
- 植物油……1大匙
- 豆瓣醬……½小匙
- A
  - 味噌……1大匙
  - 醬油、味醂……各1小匙
  - 料理酒……1大匙
- 蒜泥……少許

作法

1. 鮭魚切斜成一口大小，抹鹽與**2**小匙酒（都不包含在材料表內），撒上太白粉（不包含在材料表內）備用。高麗菜切塊、青椒滾刀切塊、蔥切**1.5cm**斜段、舞菇撕小塊。
2. 在鍋中加一半植物油，以中火煎鮭魚，一面煎至變色之後翻面，兩面都煎熟後取出。加剩下的油與豆瓣醬炒香，加入蔬菜與菇，加少許鹽與**2**大匙水（都不包含在材料表內）加蓋燜煮。再將鮭魚放回，加A調味收汁。

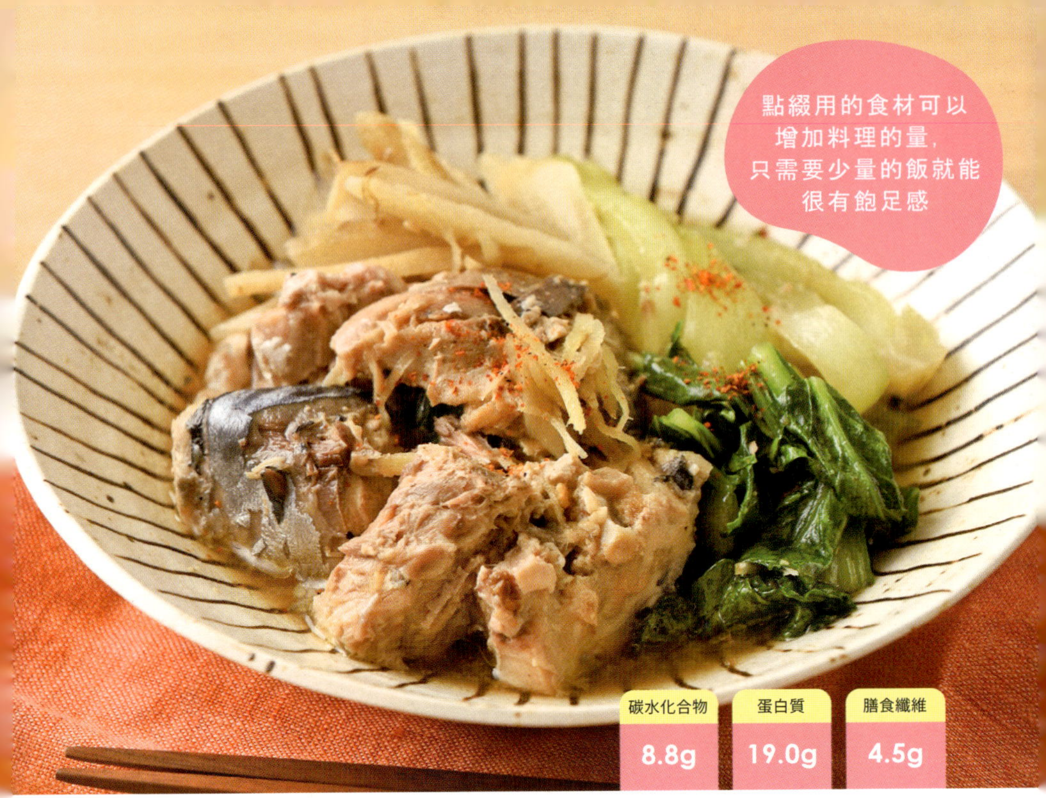
點綴用的食材可以
增加料理的量,
只需要少量的飯就能
很有飽足感
碳水化合物
8.8g
蛋白質
19.0g
膳食纖維
4.5g

味噌燉鯖魚佐牛蒡青江菜

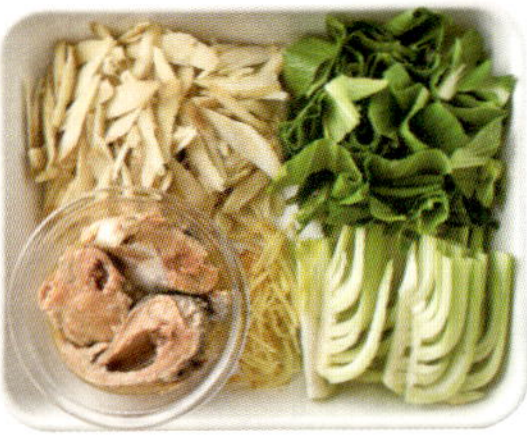

材料 （2人份）

- 青江菜……1大株（180g）
- 鯖魚罐頭（水煮）……1罐（190g）
- 昆布高湯……1杯
- 薑絲……少許（1小塊）
- 冷凍牛蒡絲……100g
- 味噌……1大匙多
- 七味粉……少許

作法

1. 青江菜梗縱切6～8等分，菜葉切段。
2. 在平底鍋加入鯖魚罐汁、高湯與薑絲以中火加熱，煮沸後加入冷凍牛蒡煮熟。
3. 在②加入鯖魚和①的青江菜煮滾後，溶入味噌。盛盤撒上七味粉。

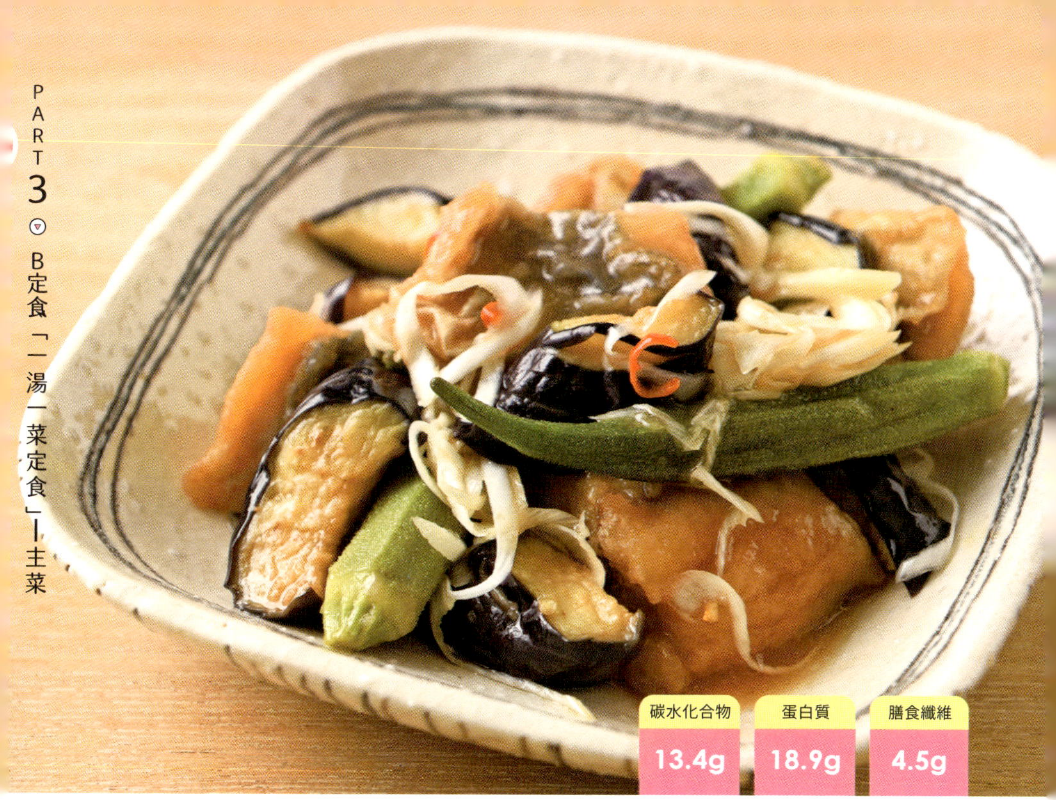

碳水化合物	蛋白質	膳食纖維
13.4g	18.9g	4.5g

南蠻漬竹筴魚

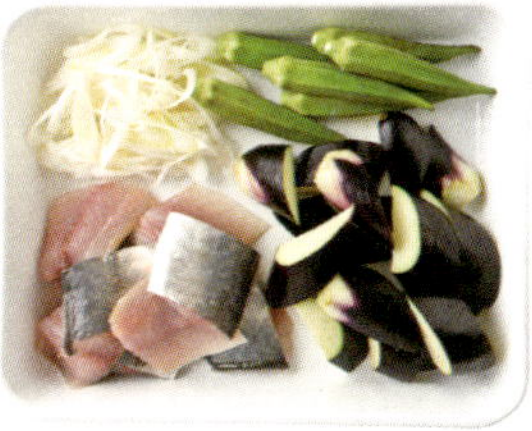

材料（2人份）

- 秋葵……6根
- 茄子……2條
- 竹筴魚（魚柳）……200g
- 料理酒……少量
- 太白粉……適量
- 長蔥……1根
- A
  - 柑橘醋醬油……2大匙
  - 高湯……6大匙
  - 紅辣椒（切小圈）……少許
- 沙拉油……適量

作法

1. 秋葵劃幾道刀口，茄子縱向對切再切成3段，表面劃開。竹筴魚切小塊，泡酒後裹太白粉。
2. 長蔥薄薄地斜切，與A拌勻備用。
3. 油鍋加熱至170°C，炸秋葵、茄子與竹筴魚，瀝油後趁熱泡在2裡面。

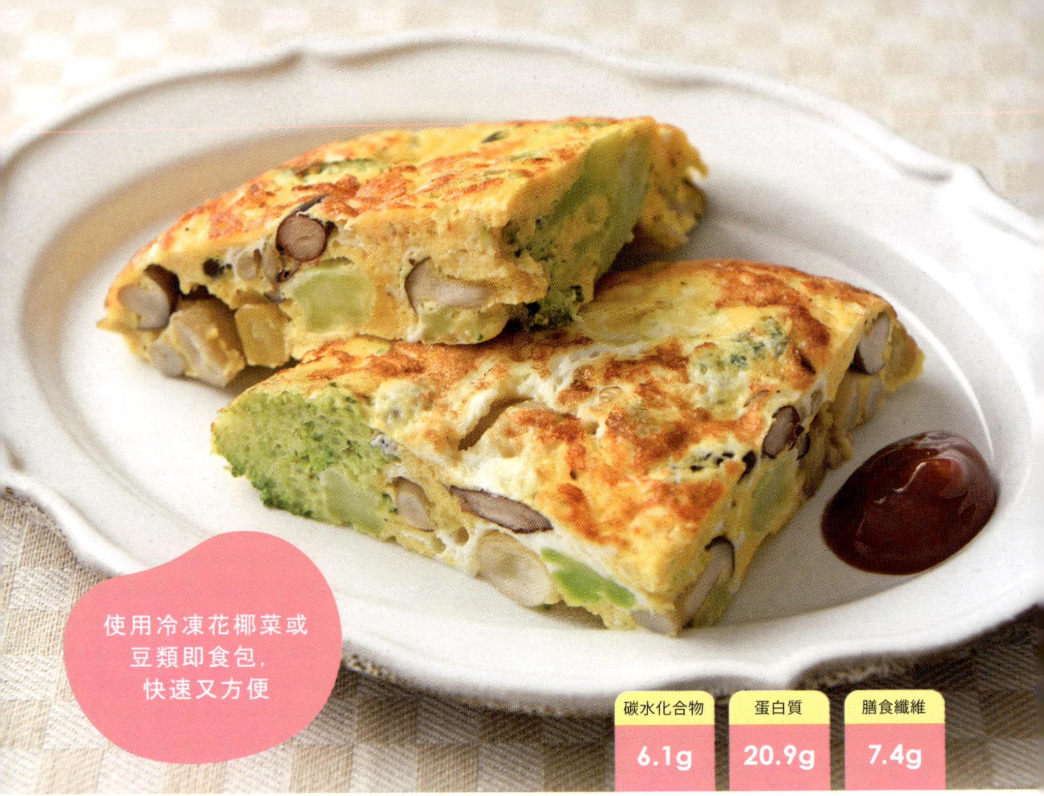

使用冷凍花椰菜或
豆類即食包,
快速又方便

碳水化合物	蛋白質	膳食纖維
6.1g	20.9g	7.4g

香菇滿滿的
西班牙烘蛋

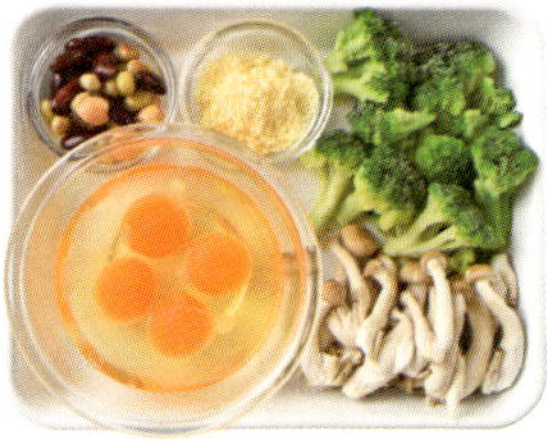

材料
（2人份，直徑20cm平底鍋）

蛋……**4**顆
起司粉……**4**大匙
鹽、胡椒……各少許
橄欖油……**2**大匙
鴻喜菇（或喜好的菇類）……**100g**
冷凍花椰菜……**100g**
綜合豆（即食包）……**1**包（**50g**）
番茄醬……適量

作法

1. 在碗中將蛋打散，加入起司粉拌勻，用鹽和胡椒調味。
2. 在平底鍋中加油，以中火炒香菇、花椰菜與綜合豆。
3. 在2淋入1的蛋液大幅攪拌，轉小火蓋鍋煎**7～8**分鐘，翻面蓋上鍋蓋繼續煎**2**分鐘。切塊沾番茄醬享用。

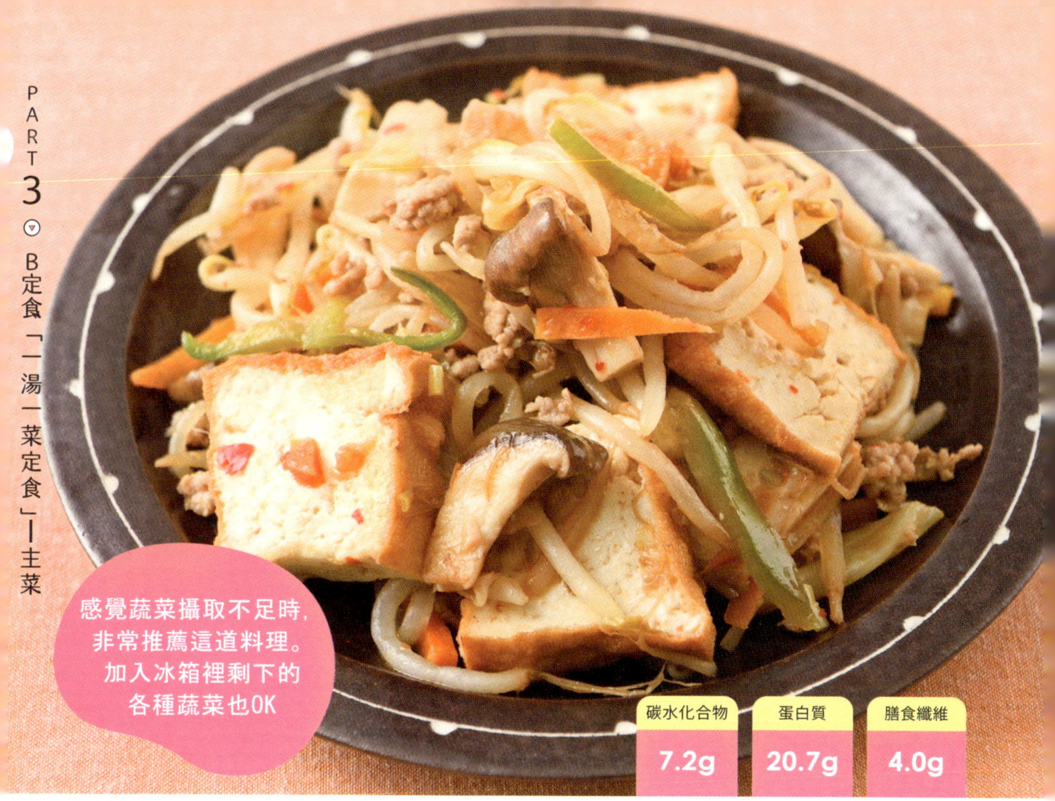
感覺蔬菜攝取不足時，
非常推薦這道料理。
加入冰箱裡剩下的
各種蔬菜也OK
碳水化合物
7.2g
蛋白質
20.7g
膳食纖維
4.0g

油豆腐絞肉炒蔬菜

※ 綜合蔬菜包含有高麗菜、豆芽菜、紅蘿蔔與青椒。

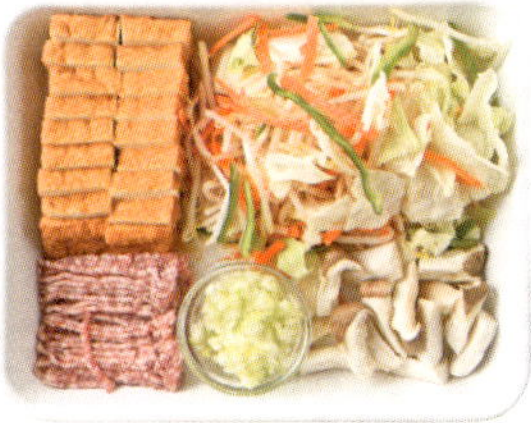

材料 （2人份）

- 油豆腐……200g
- 蔥……¼根
- 杏鮑菇……70g
- 豬絞肉……100g
- 鹽、胡椒……各少許
- 綜合蔬菜包……1袋（200g）
- Ⓐ
  - 蠔油、料理酒……各1大匙
  - 豆瓣醬……小匙
  - 醬油……1小匙
  - 蒜泥……少許

作法

1. 油豆腐切對半再切成1cm厚，蔥切碎，杏鮑菇縱切後再切成3～4段。
2. 在平底鍋中加½大匙植物油（不包含在材料表內）與蔥花小火炒香，加入絞肉以中火炒散，以鹽、胡椒調味後取出。
3. 在2的鍋中加½大匙植物油（不包含在材料表內）炒綜合蔬菜與杏鮑菇，變軟後加油豆腐，續炒後加入2的食材回鍋，加入調味料Ⓐ拌炒。

味噌湯配料
靈感集

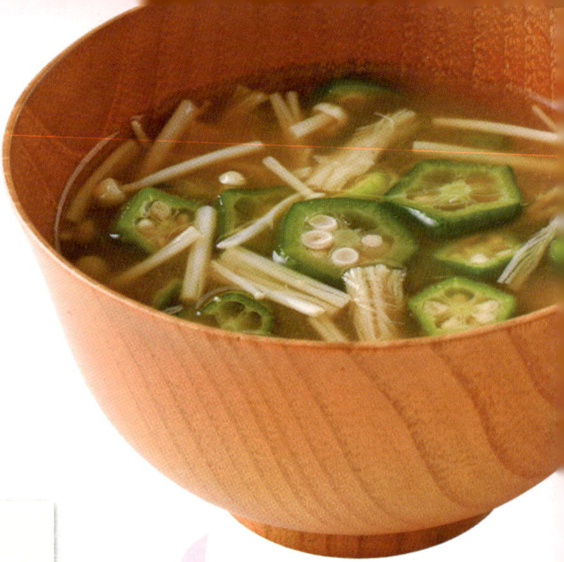

B套餐是一湯＋一菜。請從第54～71頁挑選主菜，並自行搭配喜歡的湯品。只需要在味噌湯中簡單加入季節蔬菜即可，這裡特別介紹一些富含膳食纖維的推薦配料。

※所有材料皆為1人份

<基本味噌湯作法>
※不適用於青椒與昆布味噌湯

材料（1人份）

- 高湯（高湯粉⅓小匙＋水150ml）
  ＋水150mℓ）
- 味噌……½大匙

作法

在鍋中倒入高湯加熱，待配料煮熟後，加入味噌以水溶解即可。

〔代表加水就完成的小圖示〕
將高湯粉、配料與味噌放入碗中，只需沖入熱水即可完成。

秋葵與金針菇

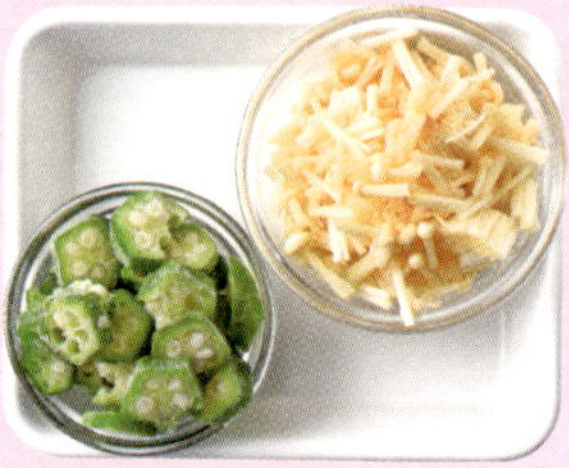

碳水	蛋白質	膳食纖維
3.1g	2.0g	2.7g

- 秋葵（切小圈）……3根
- 金針菇（切成2cm小段）……20g

黃麻與玉米筍

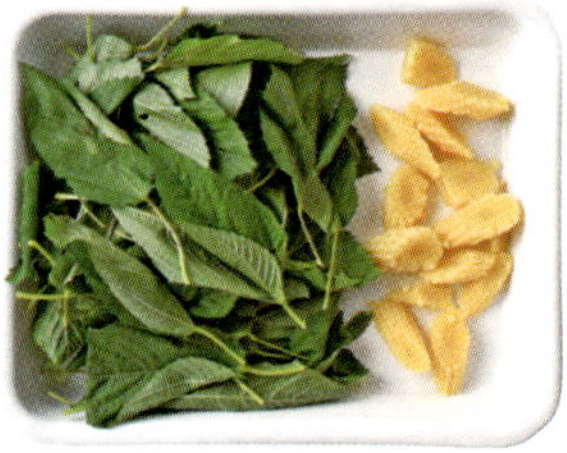

碳水	蛋白質	膳食纖維
3.1g	2.4g	2.3g

- 黃麻（菜葉切絲）……¼把（15g）
- 玉米筍（斜切）……3根

酪梨與小番茄

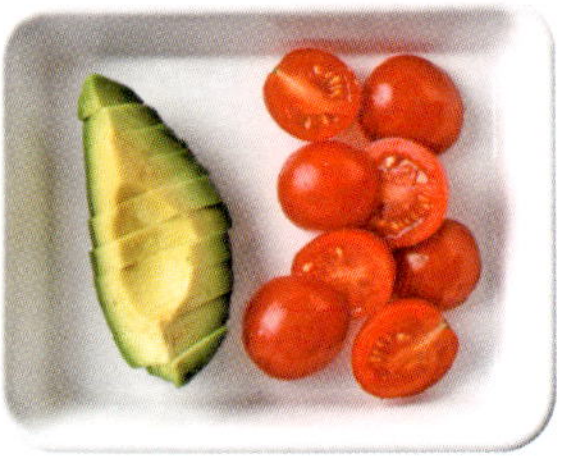

碳水	蛋白質	膳食纖維
5.0g	2.1g	3.0g

- 酪梨（切成5mm厚）……¼個
- 小番茄（對半切）……4顆

豆渣與水菜

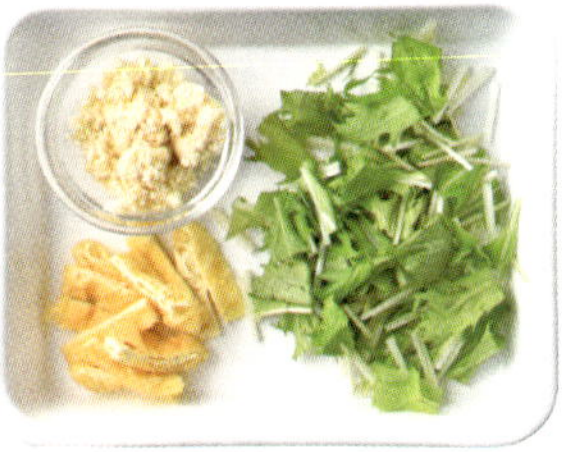

碳水 2.6g
蛋白質 3.7g
膳食纖維 3.0g

- 生豆渣……1大匙
- 水菜（切成3cm長）……25g
- 油豆腐（切短條）……¼塊

海藻與苦瓜

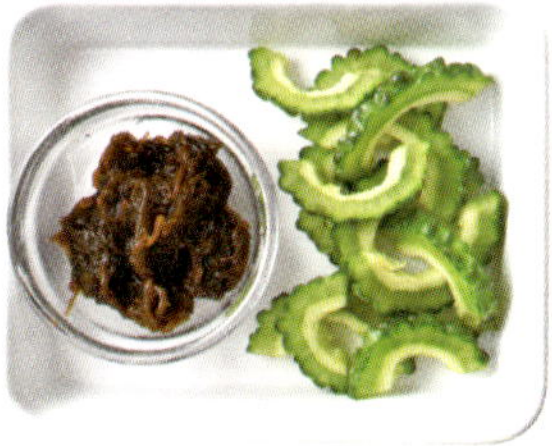

碳水 2.2g
蛋白質 1.5g
膳食纖維 1.5g

- 海藻（不含醬汁）……30g
- 苦瓜（薄切，撒少許鹽擠去水分）……25g

青椒與昆布

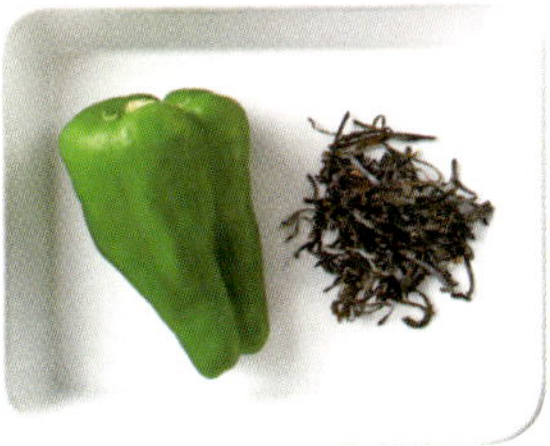

碳水 2.7g
蛋白質 1.5g
膳食纖維 1.6g

- 青椒（整顆用手壓碎）……1顆
- 乾昆布絲（泡水回軟）……1.5g（乾燥）
- 油……1小匙
- 高湯粉……⅓小匙
- 水……150ml
- 味噌……½大匙

＊ 鍋中加油炒香青椒，加入高湯粉與水，煮滾後加入昆布煮2～3分鐘，再溶入味噌。

納豆與金針菇醬

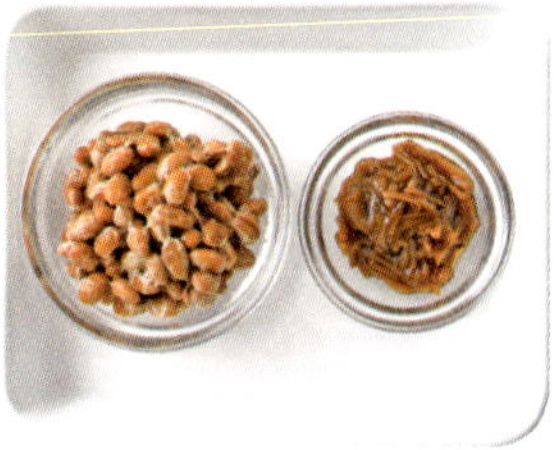

碳水 4.4g
蛋白質 5.8g
膳食纖維 2.8g

- 納豆……1盒（30g）
- 金針菇醬……½大匙

綠花椰與海帶芽

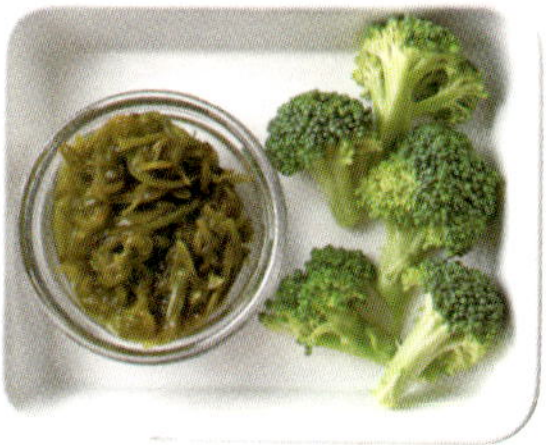

碳水 2.3g
蛋白質 2.9g
膳食纖維 4.4g

- 綠花椰（分成小朵）……30g
- 海帶芽（不含湯汁）……1盒

乾蘿蔔絲與黃豆

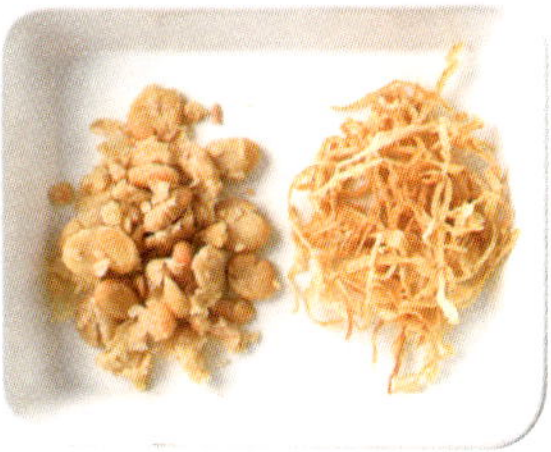

碳水 4.9g
蛋白質 4.8g
膳食纖維 3.6g

- 乾蘿蔔絲（泡水回軟後切碎）……5g
- 蒸黃豆（用叉子的背面壓碎）……20g

肝臟醫師的

實踐食譜

column

╲ 瞬間消滅整顆萵苣！ ╱

鹽昆布與橄欖油拌生菜沙拉

自從搬到長野縣後，我對當地現採萵苣的美味感到非常驚艷。我們家偶爾會收到整箱的萵苣當作禮物，所以經常出現在餐桌上。新鮮萵苣最適合簡單吃法，我最愛的吃法就是淋上鹽昆布和橄欖油，輕輕鬆鬆就能吃掉半顆。加上鮪魚罐頭或即時雞胸肉，就成爲營養均衡的一道料理。也推薦做成萵苣炒飯，祕訣是炒的時候不要過熟。

作法

1. 將萵苣蒂頭用手剝掉，撕成一口大小。
2. 放入碗中，加入適量鹽昆布，再淋上適量橄欖油，攪拌均勻即可。

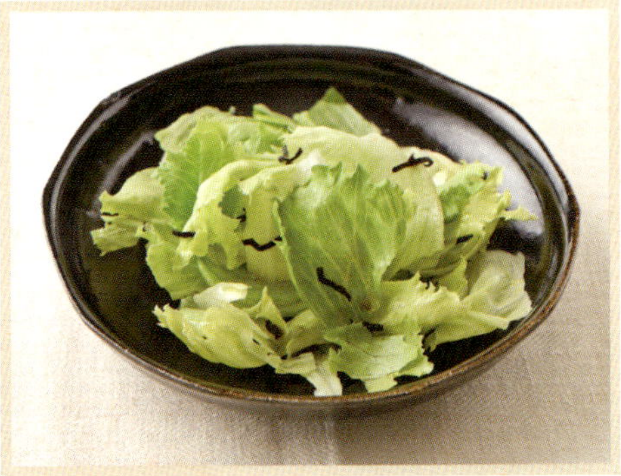

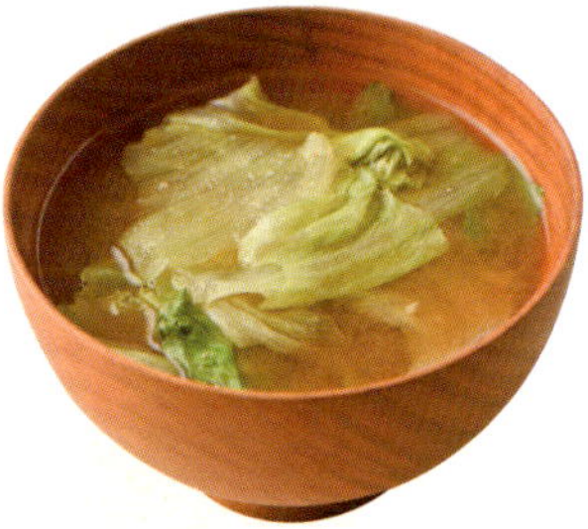

肝臟保健小技巧

這是我在長野學到的新吃法。前一天剩下的萵苣沙拉可以加入味噌湯中。將味噌溶入高湯，加入萵苣即可完成。是一道非常適合忙碌早晨的味噌湯。

PART 4

C定食

「一碗定食」一碗料理＋小菜

如果目的是肝臟保健，麵類、丼飯
或粉漿類料理也OK。
利用蔬菜和菇類來增加主食的份量，
不僅飽足，營養價值也非常高。
至於容易攝取不足的蛋白質與膳食纖維，
請透過搭配小菜來調整。

丼飯與麵類＋小菜的一碗定食

吃蓋飯、麵類或粉漿類雖然容易攝取過多碳水化合物，但在養肝期間，還是會有很多人想吃。這時就可以減少主食食材的用量，用豐富的配料來增加份量，再搭配小菜補足容易攝取不足的蛋白質與膳食纖維。小菜可以一次多做一些，當作便當菜也很實用。

用削皮刀把紅蘿蔔削成帶狀來增加義大利麵的份量！

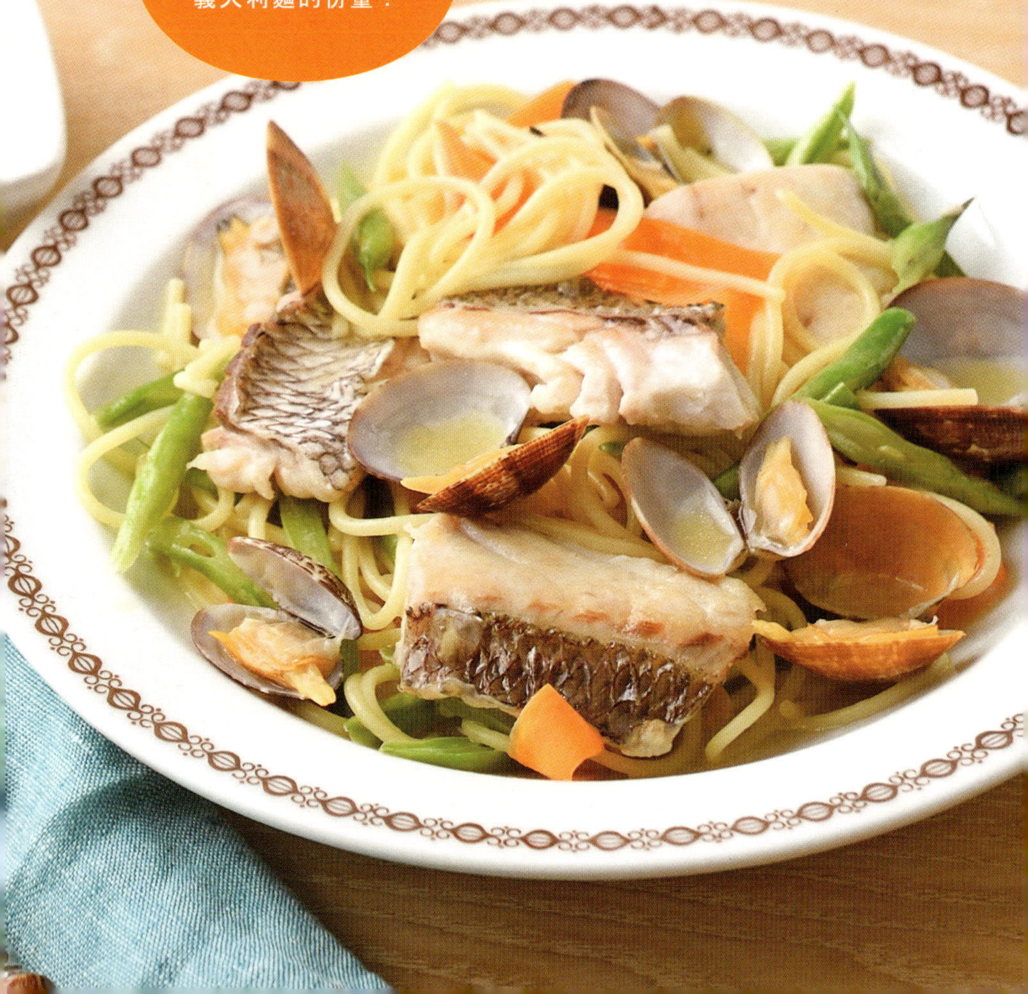

海鮮紅蘿蔔義大利湯麵

材料（2人份）

紅蘿蔔……50g
四季豆……50g
白肉魚（鯛魚、金目鯛、鱈魚等）……1片（150g）
蛤蜊（帶殼）……150g
橄欖油……1大匙
蒜頭（壓碎）……1瓣
白酒……¼杯
水……2½杯
高湯粉……1小匙
義大利麵……100g

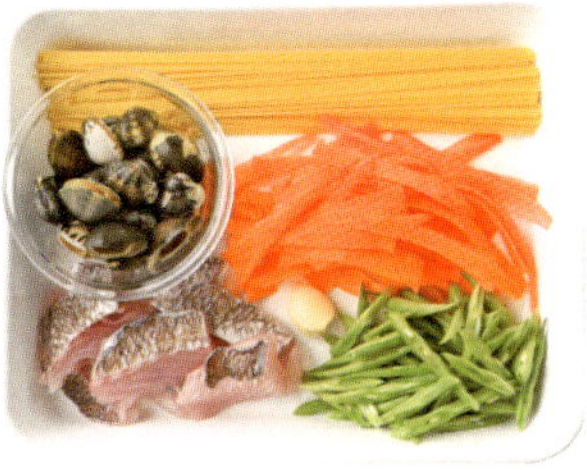

※ 圖片中使用的是鯛魚。

作法

1. 紅蘿蔔用削皮刀削成帶狀，四季豆斜切成約2cm長，魚肉切成一口大小的薄片，蛤蜊事先吐砂備用。
2. 在平底鍋以小火加熱橄欖油與蒜頭，蒜頭變色後，放入魚片，先煎有魚皮的一面，煎至上色後翻面。加入蛤蜊、倒入白酒、蓋上鍋蓋燜煮至蛤蜊開口。
3. 取出魚肉和蛤蜊，在鍋中加入水煮滾後放入高湯粉與折半的義大利麵。義大利麵剩下4分鐘煮好時，加入紅蘿蔔與四季豆，蓋鍋蓋煮4分鐘，再將魚肉與蛤蜊放回鍋中稍微加熱即完成。

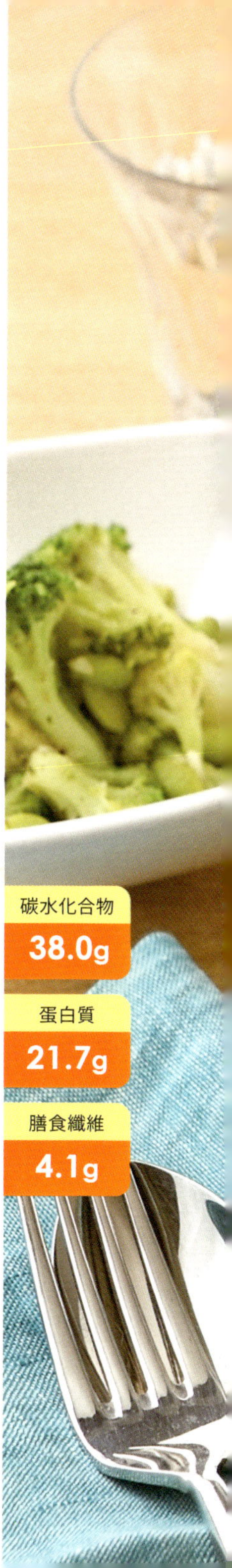
碳水化合物
38.0g
蛋白質
21.7g
膳食纖維
4.1g

小菜建議搭配「大蒜炒花椰菜毛豆」➡ P93

※ 碳水、蛋白質與膳食纖維數值僅計算海鮮紅蘿蔔義大利湯麵，未包含小菜。

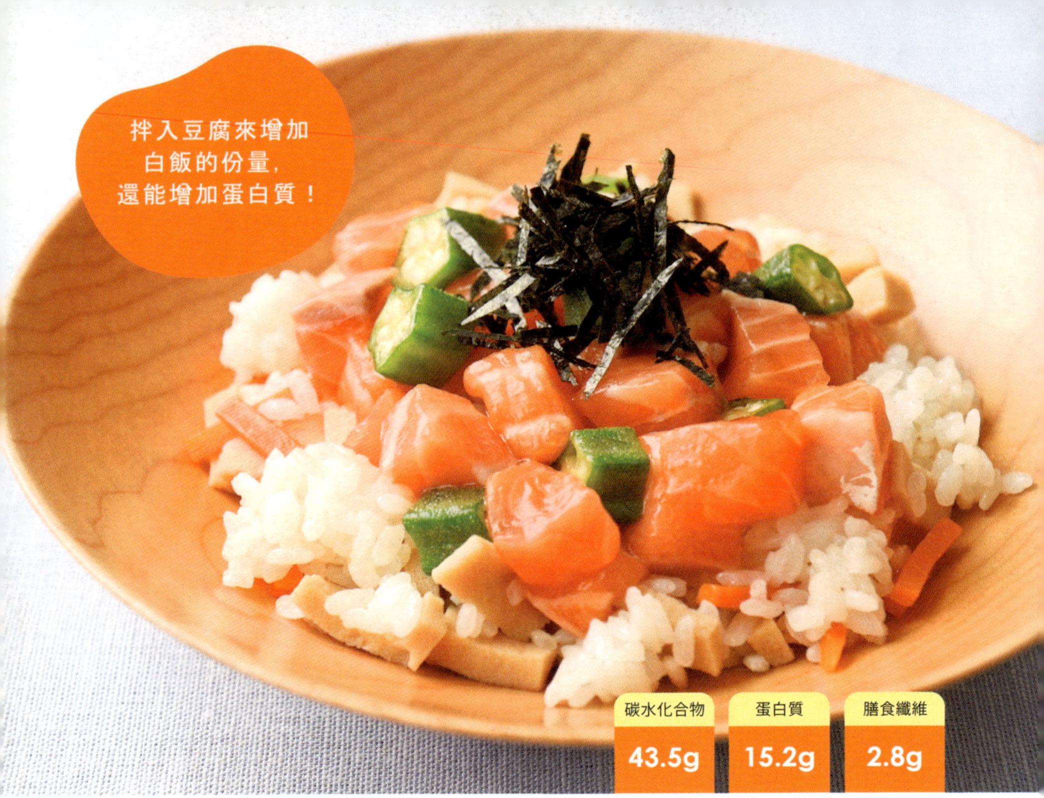
拌入豆腐來增加
白飯的份量，
還能增加蛋白質！
碳水化合物
43.5g
蛋白質
15.2g
膳食纖維
2.8g

鮭魚散壽司

※ 也可以將醃薑40g 切碎拌入，取代壽司醋。

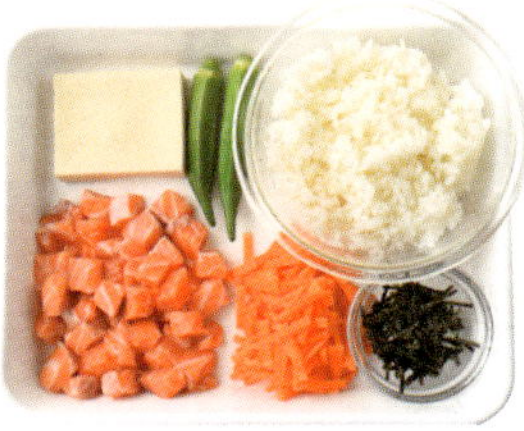

材料 （2人份）

- 高野豆腐或凍豆腐……**1**塊（**16g**）
- 紅蘿蔔……**40g**
- 生食用鮭魚……**100g**
- 秋葵……**2**根
- 高湯……**½**杯
- Ⓐ 醬油……**2**小匙
- Ⓐ 味醂……**2**小匙
- 熱白飯……**200g**
- 壽司醋……**1**大匙
- 海苔絲……適量

作法

1. 高野豆腐依照包裝說明以溫水泡軟，切成長條狀。紅蘿蔔也切成長條狀，鮭魚切成**1.5cm**的丁狀，秋葵煮熟後切小片。
2. 在小鍋中放入高野豆腐、紅蘿蔔、高湯與Ⓐ，以中火煮至湯汁收乾。
3. 將壽司醋拌入白飯後，加入❷混合均勻。
4. 將❸盛盤，放上鮭魚、秋葵與海苔絲。

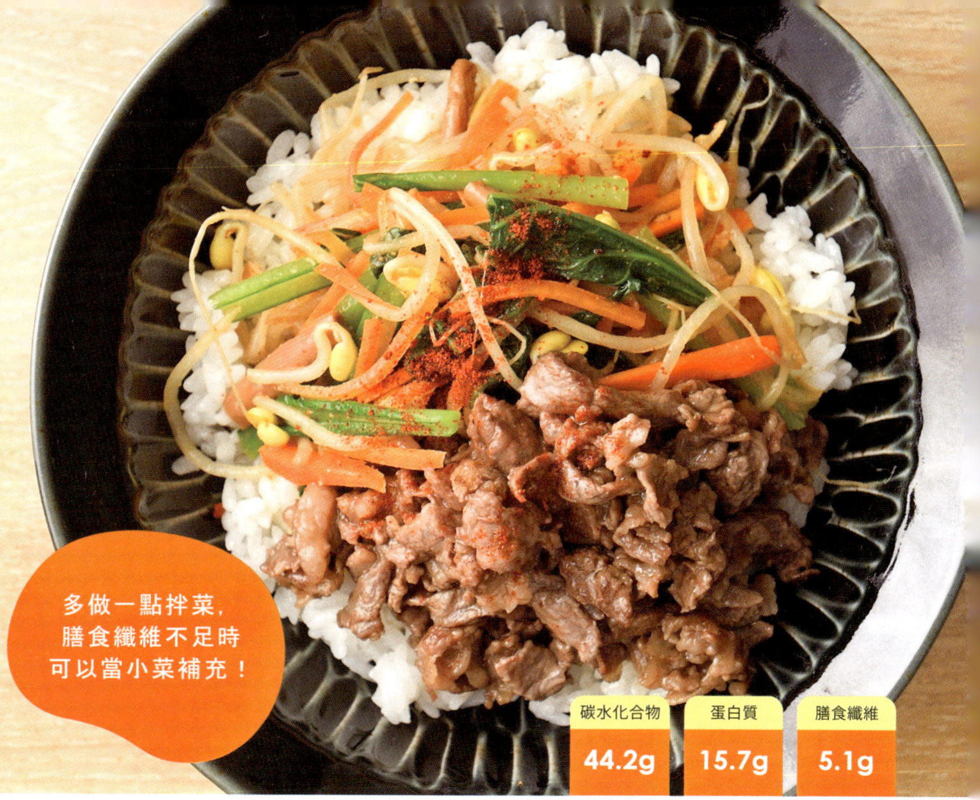
多做一點拌菜，
膳食纖維不足時
可以當小菜補充！
碳水化合物 44.2g
蛋白質 15.7g
膳食纖維 5.1g

豪華韓式拌飯

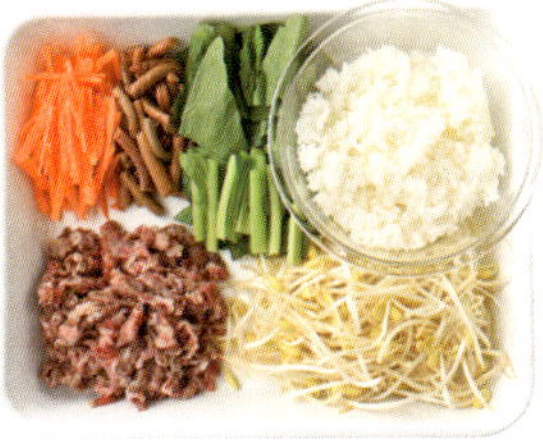

材料（2人份）

紅蘿蔔	40g
小松菜	50g
蕨菜（如過貓）	80g
黃豆芽菜	100g
Ⓐ 醬油、麻油	各1大匙
Ⓐ 砂糖	½大匙
Ⓐ 芝麻	1小匙
Ⓐ 雞高湯粉	½小匙
Ⓐ 蒜末	½小匙
Ⓐ 辣椒粉	¼小匙
牛五花肉	150g
燒肉醬	1大匙
熱白飯	200g

作法

1. 紅蘿蔔切絲，小松菜與蕨菜切成適口大小。
2. 將紅蘿蔔、小松菜、蕨菜與芽菜分別加少許鹽（不包含在材料表內）燙熟，瀝乾水分。
3. 在碗中加入調味料Ⓐ混合後，加入❷食材拌勻。
4. 在平底鍋以中火熱1小匙植物油（不包含在材料表內）炒牛肉，炒熟後加入燒肉醬拌炒。
5. 將白飯與1小匙麻油（不包含在材料表內）拌勻盛盤，鋪上❸與❹的食材，依照個人喜好加辣椒粉（不包含在材料表內）。

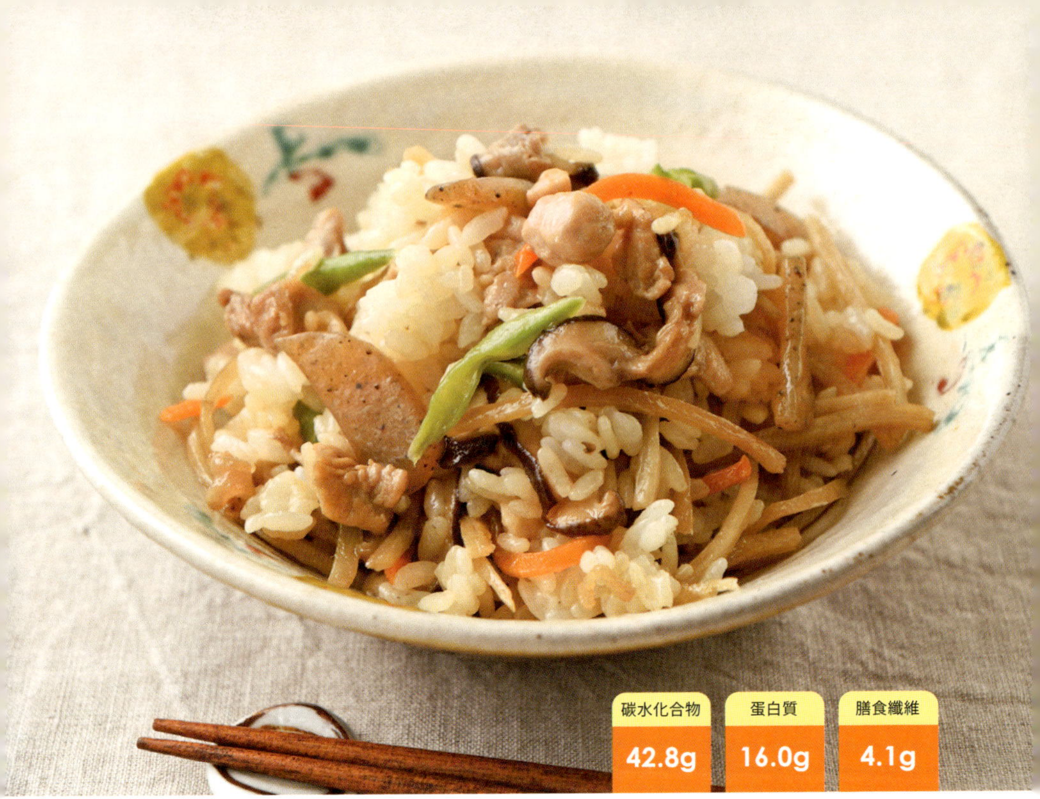

碳水化合物	蛋白質	膳食纖維
42.8g	16.0g	4.1g

牛蒡拌飯

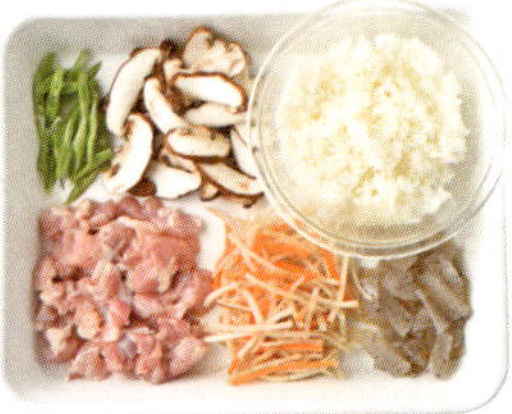

材料（2人份）

- 蒟蒻……50g
- 香菇……2朵
- 四季豆……16g
- 雞腿肉……150g
- 麻油……1小匙
- 牛蒡絲、紅蘿蔔絲……適量
- A 高湯……¼杯
- A 醬油、味醂……各1大匙
- 熱白飯……200g

作法

1. 蒟蒻切長條，加入冷水煮沸後撈出瀝乾。香菇切薄片、四季豆斜切2cm長、雞肉切成小丁。
2. 在平底鍋以中火熱麻油，炒雞肉至變色後，加入蒟蒻、香菇、四季豆、牛蒡和紅蘿蔔拌炒，倒入A煮至收汁。
3. 在碗中加入2與白飯拌勻即可。

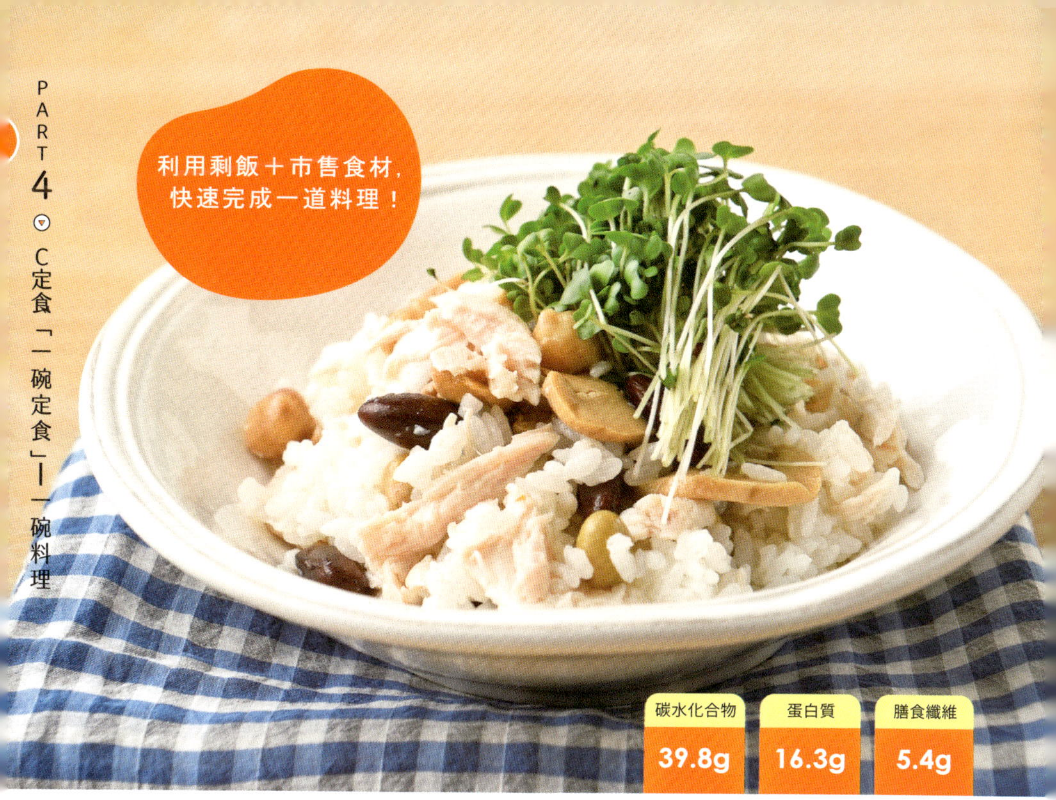
利用剩飯+市售食材，
快速完成一道料理！
碳水化合物
39.8g
蛋白質
16.3g
膳食纖維
5.4g

綜合豆飯沙拉

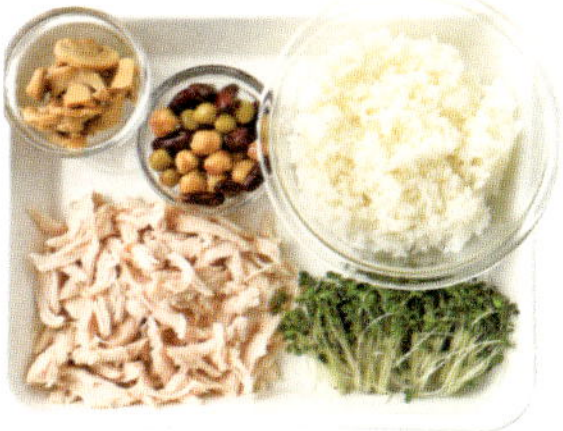

材料 （2人份）

- 綜合豆（即食包）……1包（50g）
- 蘑菇片（水煮）……30g
- 即食雞胸肉（市售／原味）……1包（100g）
- 熱白飯……200g
- 法式沙拉醬……1大匙
- 花椰菜苗……20g

作法

1. 瀝乾綜合豆與蘑菇片，雞胸肉撕成適口大小。
2. 白飯拌入沙拉醬，再加入1拌勻。
3. 將2盛盤，放上花椰菜苗。

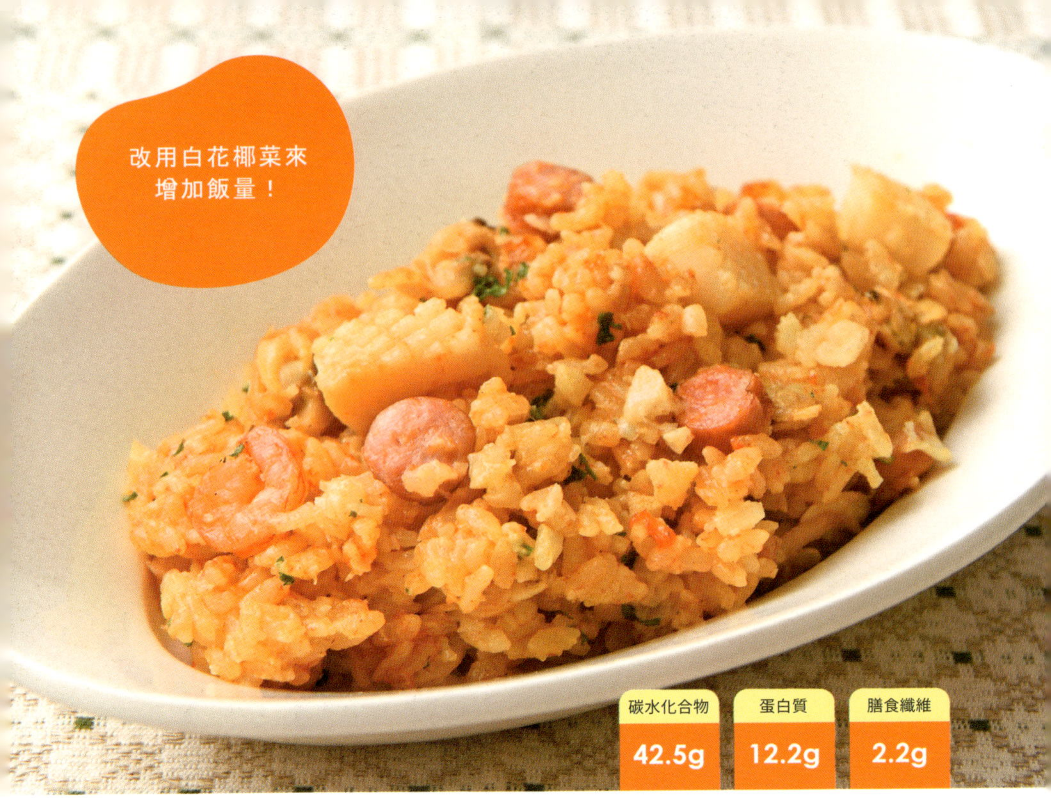
改用白花椰菜來
增加飯量！

碳水化合物	蛋白質	膳食纖維
42.5g	12.2g	2.2g

西班牙海鮮炊飯

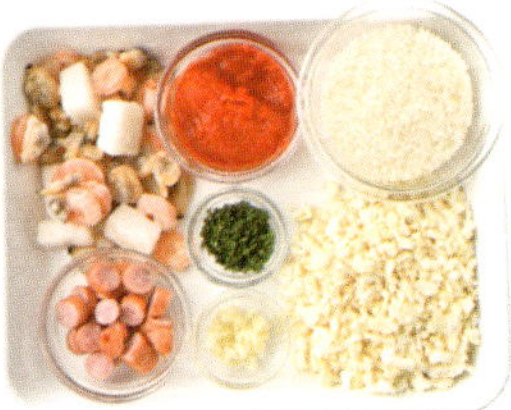

材料（3人份）

- 白米……1杯
- 白花椰菜……150g
- 香腸……3條
- 橄欖油……1大匙
- 蒜末……1瓣份量
- 咖哩粉……1小匙
- 水煮番茄罐頭……50g
- 高湯粉……½大匙
- 冷凍綜合海鮮……150g
- 巴西里（切碎）……1大匙

作法

1. 白米沖洗後瀝乾。
2. 白花椰菜切碎、香腸切0.5cm厚圓片。
3. 在平底鍋放入橄欖油、蒜末、咖哩粉，以小火炒香後加入白米拌炒，加入番茄罐頭與湯汁一起炒勻。
4. 將3放入電鍋，加高湯粉與水到1杯的刻度（不包含在材料表內），上面鋪上2和海鮮，設定「白米模式」煮熟。煮好後加入巴西里拌勻即可。

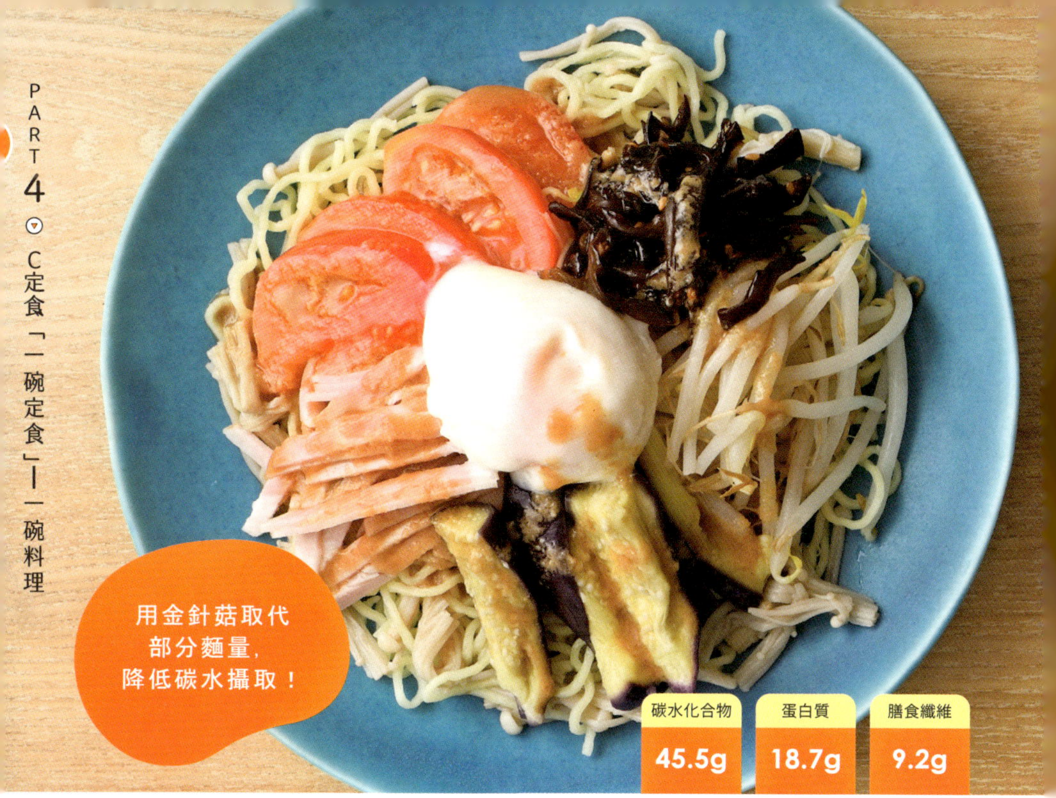

用金針菇取代部分麵量，降低碳水攝取！

碳水化合物	蛋白質	膳食纖維
45.5g	18.7g	9.2g

溫泉蛋涼拌中華麵

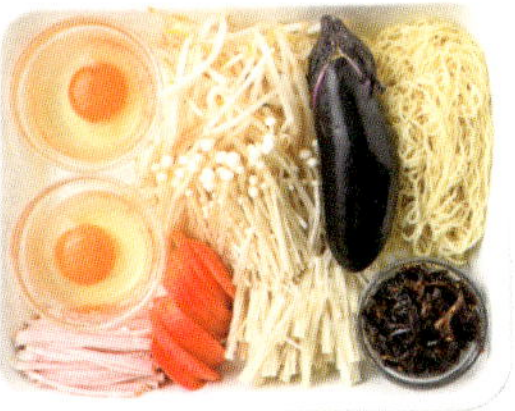

材料（2人份）

- 金針菇……100g
- 番茄……½顆（75g）
- 火腿……4片
- 茄子……1條
- 豆芽菜……100g
- 麵條……1份
- 甜鹹燉煮木耳（P91）……1份
- 溫泉蛋（P97）……2顆
- A
  - 醬油……1大匙
  - 柑橘醋醬油……1大匙
  - 白芝麻醬……1大匙

作法

1. 金針菇對半切、番茄切片、火腿切絲。茄子縱向劃幾刀後用保鮮膜包起來，微波加熱3分鐘，放涼後撕成6～8片，再切成一半長度。
2. 在鍋中加熱水，豆芽菜煮熟瀝水。同一鍋水煮麵條與金針菇，沖冷水降溫後瀝乾備用。
3. 將麵條與金針菇裝盤，擺上豆芽、甜鹹燉煮木耳、番茄、火腿、茄子，中間放溫泉蛋，最後淋上拌勻的A醬料即可。

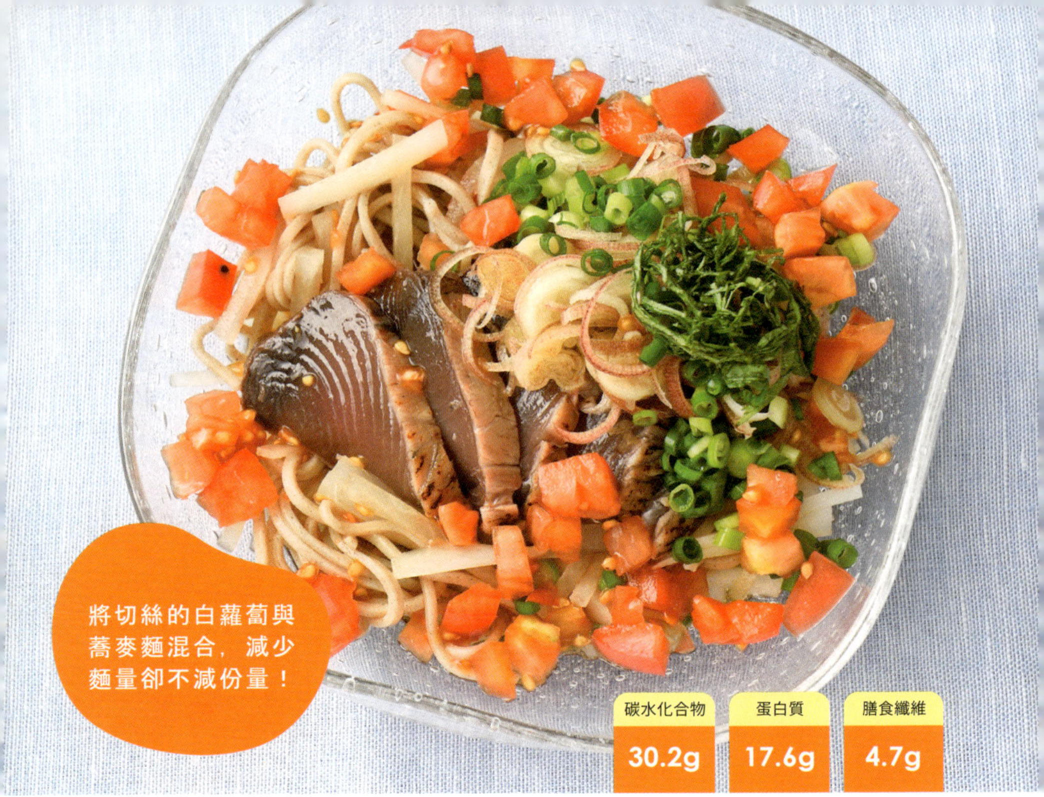
將切絲的白蘿蔔與
蕎麥麵混合，減少
麵量卻不減份量！

碳水化合物	蛋白質	膳食纖維
30.2g	17.6g	4.7g

鰹魚蕎麥麵佐番茄調味醬

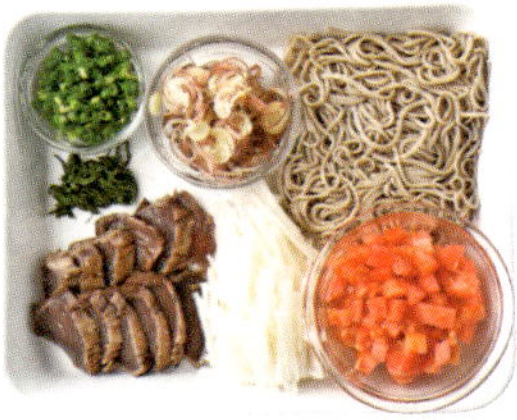

材料（2人份）

- 白蘿蔔……150g
- 青紫蘇……4片
- 青蔥……2根（10g）
- 茗荷……2條
- 蕃茄……1顆（150g）
- 麵味露（三倍濃縮）……¼杯
- 水……¼杯
- 蕎麥麵（熟）……1份
- 炙燒鰹魚……2人份（120g）

作法

1. 白蘿蔔切成與蕎麥麵同粗的細絲。青紫蘇切絲，蔥與茗荷切成小段。蕃茄切丁，與加水調和的麵味露混合。
2. 在鍋中煮沸足量熱水，放入蕎麥麵與白蘿蔔一起煮熟後，撈起以流水沖洗降溫並瀝乾。
3. 將2盛入容器中，擺上鰹魚、蔥花、茗荷、青紫蘇，最後淋上拌有蕃茄的麵味露

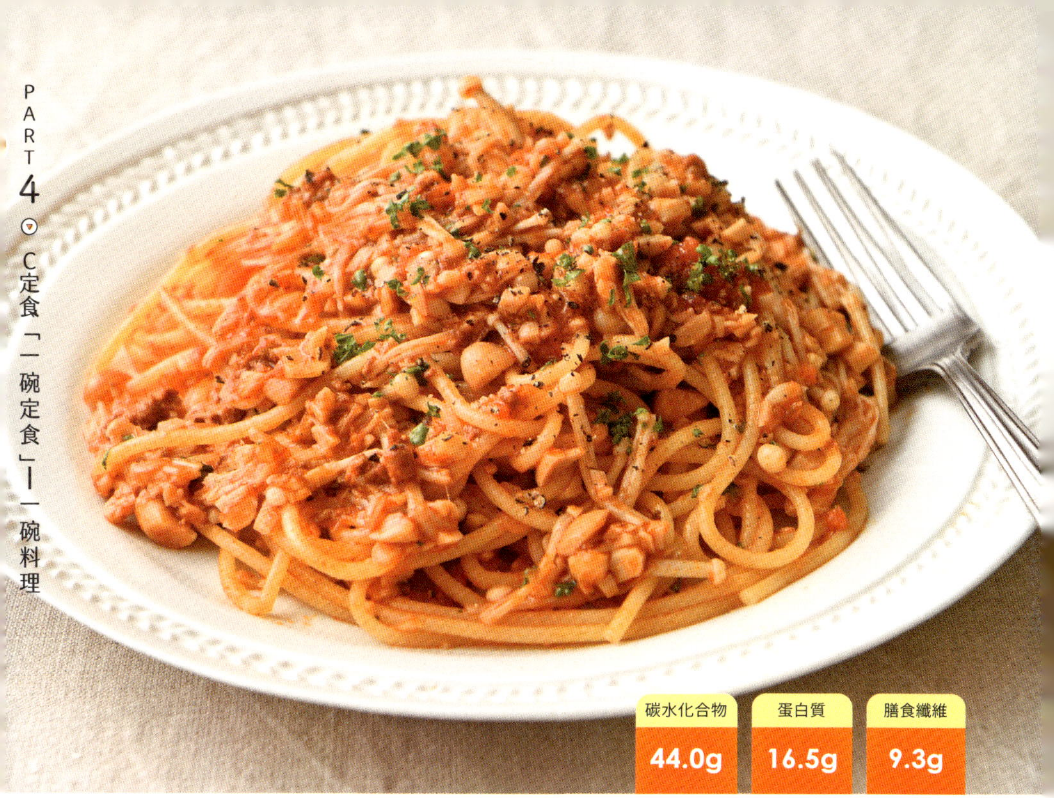

碳水化合物	蛋白質	膳食纖維
44.0g	16.5g	9.3g

金針菇義大利肉醬麵

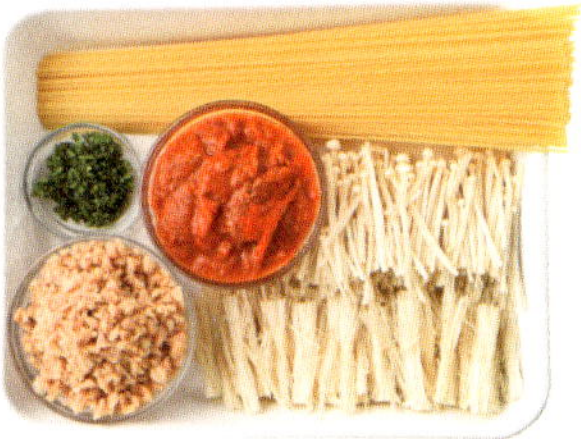

材料 （2人份）

- 金針菇……100g
- 蒸黃豆……90g
- 義大利麵……100g
- 橄欖油……1大匙
- 市售肉醬……1人份（140g）
- 巴西里（切碎）……1大匙
- 粗黑胡椒粉……少許

作法

1. 金針菇切半，黃豆切成粗顆粒。
2. 用鍋子煮水，加入少許鹽（不包含在材料表內），煮義大利麵，剩約2分鐘時加入金針菇一起煮。
3. 在平底鍋以中火加熱橄欖油，炒香黃豆，加入肉醬加熱，倒入1勺煮麵水使其混合。
4. 將3與2混合拌勻後盛盤，撒上巴西里與黑胡椒。

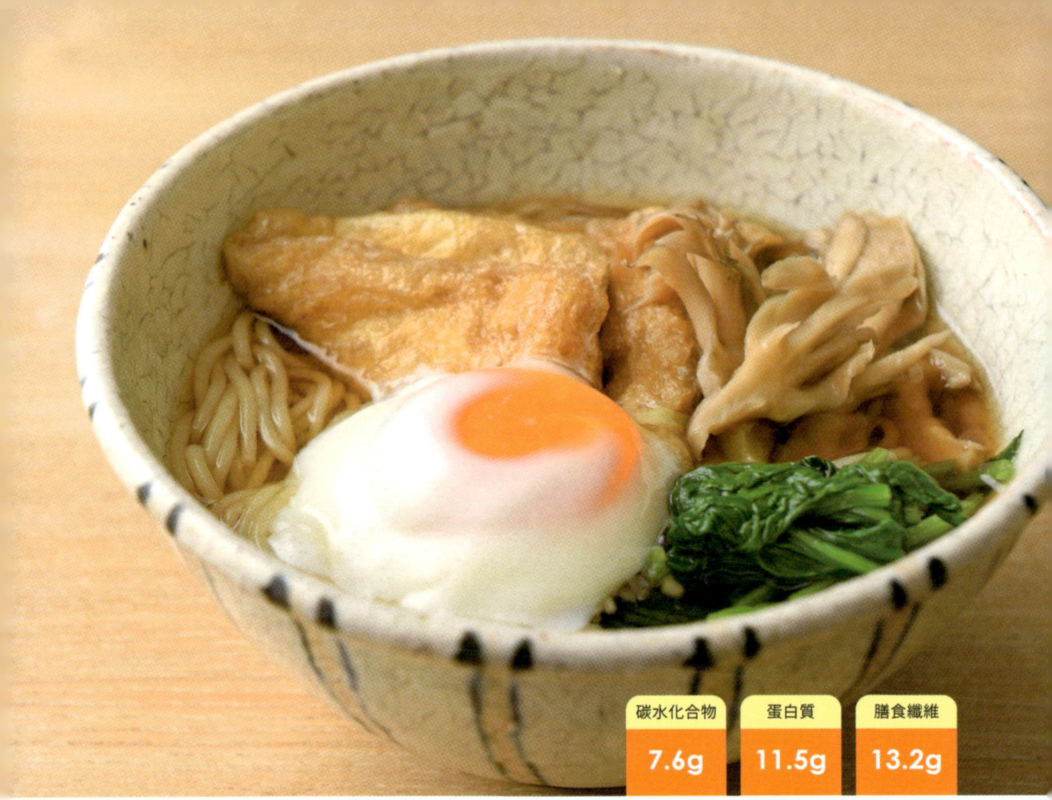
碳水化合物
7.6g
蛋白質
11.5g
膳食纖維
13.2g

月見豆皮
燉煮烏龍麵

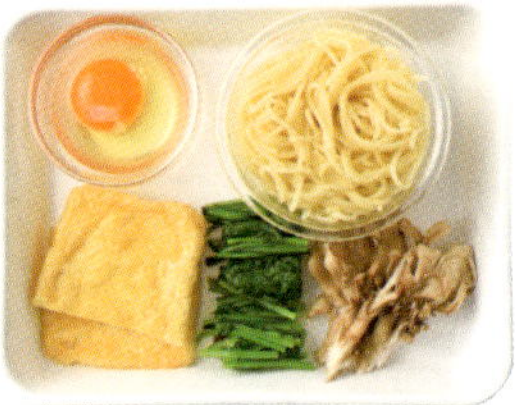

材料 （1人份）

〈煮豆皮〉（方便製作的量）

- 豆皮……4片
- A 高湯……½杯
- A 砂糖、醬油、酒……各1大匙

- 菠菜……50g
- 舞菇……50g
- 煮豆皮……1片
- 無醣麵（圓麵➡P28）……1份
- 麵味露（三倍濃縮）……1½大匙
- 蛋（溫泉蛋➡P97）……1顆

作法

1. 製作煮豆皮。豆皮對半切後用熱水燙過、打開豆皮，排入鍋中加入調味料A，用中小火蓋鍋蓋煮6～7分鐘。
   ＊冷藏可保存3天，用保鮮膜包起來，放進冷凍袋冷凍可保存1個月。
2. 菠菜汆燙擰乾後切成3cm，舞菇剝散。豆皮對切成三角，麵條瀝乾水分。
3. 在鍋中放入麵味露與1¼杯水（不包含在材料表內）加熱，放入舞菇煮熟後加入麵條煮約1分鐘。盛盤，擺上豆皮、菠菜與溫泉蛋。

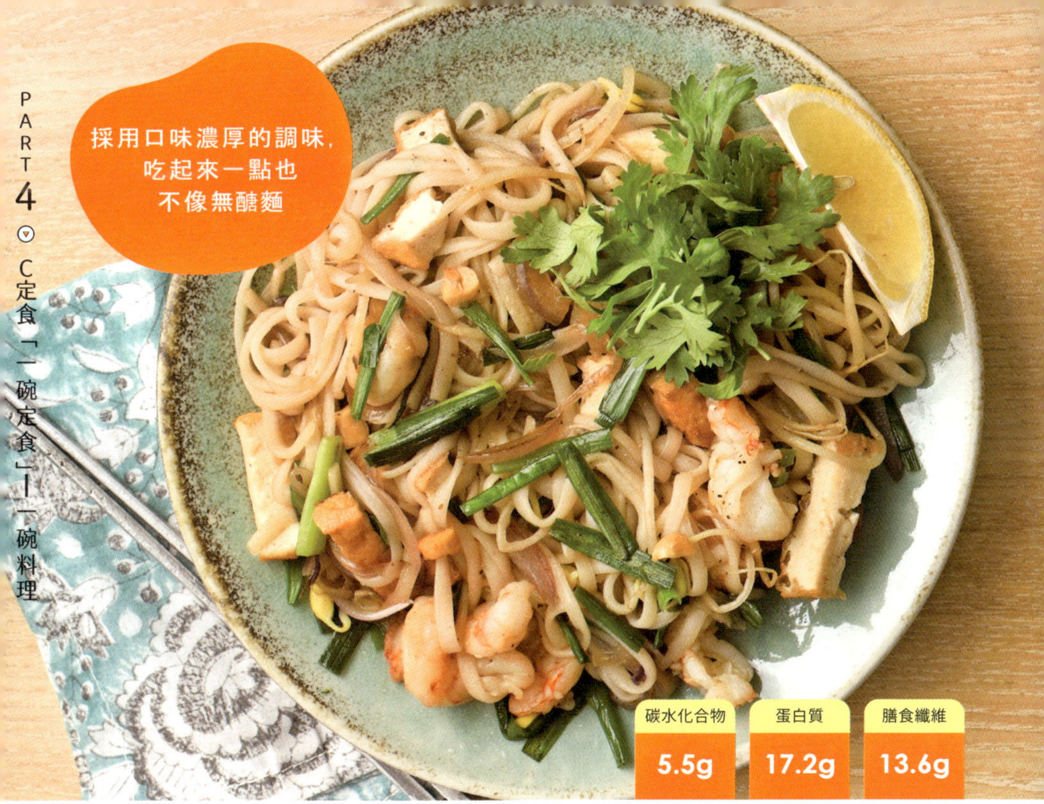
採用口味濃厚的調味，
吃起來一點也
不像無醣麵
碳水化合物
5.5g
蛋白質
17.2g
膳食纖維
13.6g

無醣麵條泰式炒麵

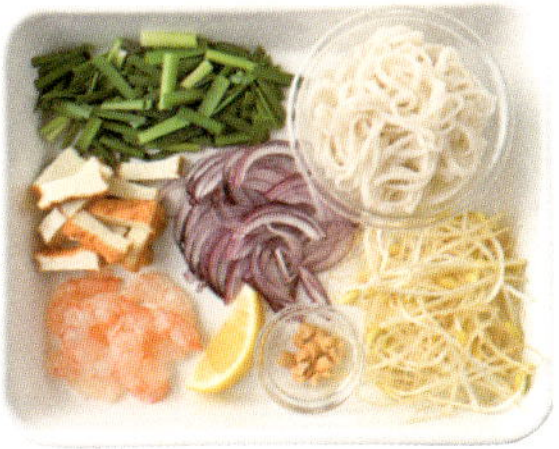

材料（1人份）

韭菜	20g
紫洋蔥	¼顆
油豆腐	50g
花生	1小匙
無醣麵（扁麵）	1份
植物油	1大匙
蝦仁	50g
黃豆芽菜	50g
Ⓐ 魚露	1小匙
Ⓐ 蠔油	1小匙
檸檬	⅛片

作法

1. 韭菜切段，洋蔥切絲，油豆腐切短條，花生切粗粒。麵瀝乾水分。
2. 在平底鍋以中火加熱油，炒蝦仁至變色後加入油豆腐，接著加豆芽與洋蔥拌炒。
3. 在❷加入Ⓐ調味後，放入麵、韭菜與花生炒勻盛盤，搭配檸檬與香菜（不包含在材料表內）享用。

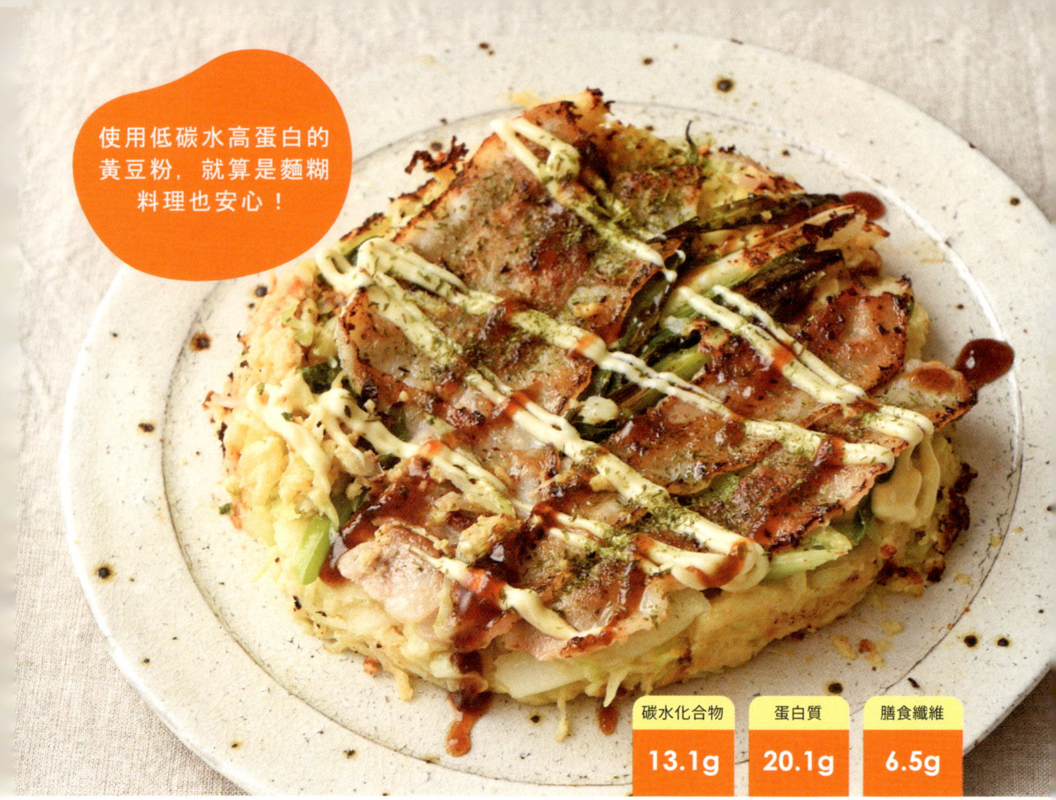
使用低碳水高蛋白的黃豆粉，就算是麵糊料理也安心！
碳水化合物
13.1g
蛋白質
20.1g
膳食纖維
6.5g

黃豆粉大阪燒

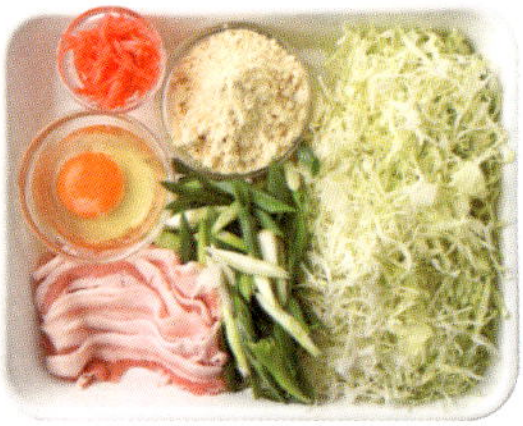

材料

（2人份）

高麗菜……250g
九條蔥……4根（40g）

Ⓐ
- 黃豆粉……50g
- 蛋……1顆
- 高湯……½杯

紅薑末……20g
植物油……1大匙
豬五花薄片……4片（80g）
大阪燒醬、美乃滋、青海苔……各適量

作法

1. 高麗菜切絲、蔥斜切2cm段。在碗中加入Ⓐ材料攪拌均勻，加入高麗菜與紅薑拌勻。
2. 在平底鍋以中火加熱一半油，倒入一半❶的麵糊鋪成圓形，撒上蔥。煎約3分鐘後放上2片豬肉翻面，加蓋煎約2分鐘。剩下的麵糊也依樣處理。
3. 將❷盛盤後淋上大阪燒醬與美乃滋，撒上海苔粉。

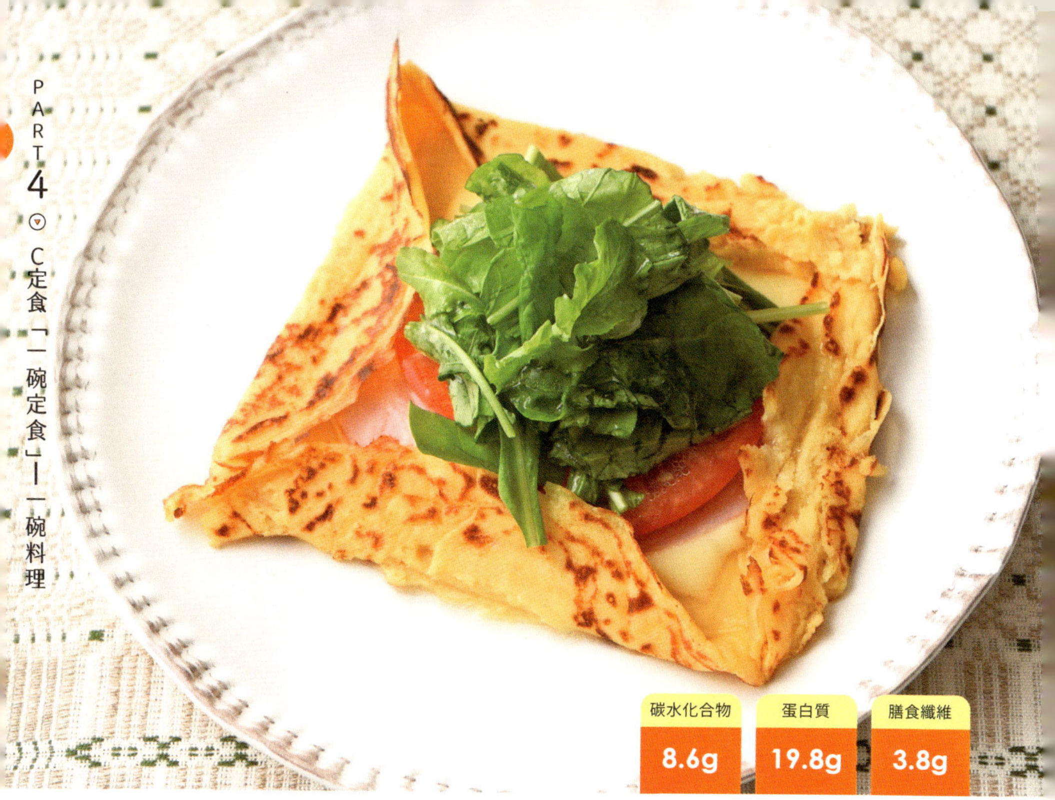
碳水化合物
8.6g
蛋白質
19.8g
膳食纖維
3.8g

黃豆粉可麗餅

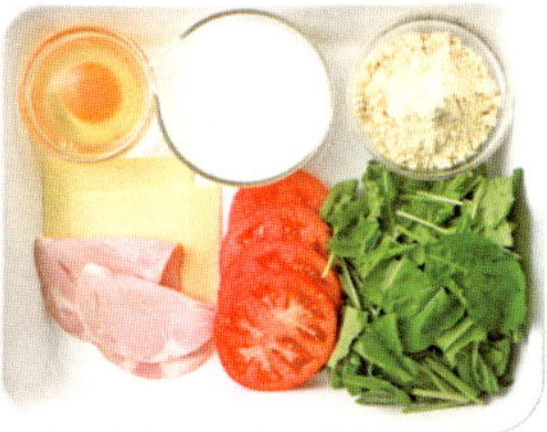

材料（2人份）

芝麻葉……50g
蕃茄……½顆（75g）

Ⓐ
- 黃豆粉……40g
- 蛋……1小顆
- 牛奶……½杯
- 水……1大匙多
- 鹽……1小撮

植物油……½小匙
奶油……1大匙
起司片……2片
火腿片……2片

作法

1. 芝麻葉切粗段，蕃茄切圓片。
2. 在碗中攪拌Ⓐ材料後加入植物油再拌一次，冷藏靜置約1小時後取出回溫。
3. 在平底鍋以中火加熱一半的奶油，倒入一半②的麵糊攤成圓形，表面出現氣泡後熄火，依序鋪上一半的起司、火腿、蕃茄，折起四邊成方形。盛盤後放上芝麻葉。剩下材料重複製作。

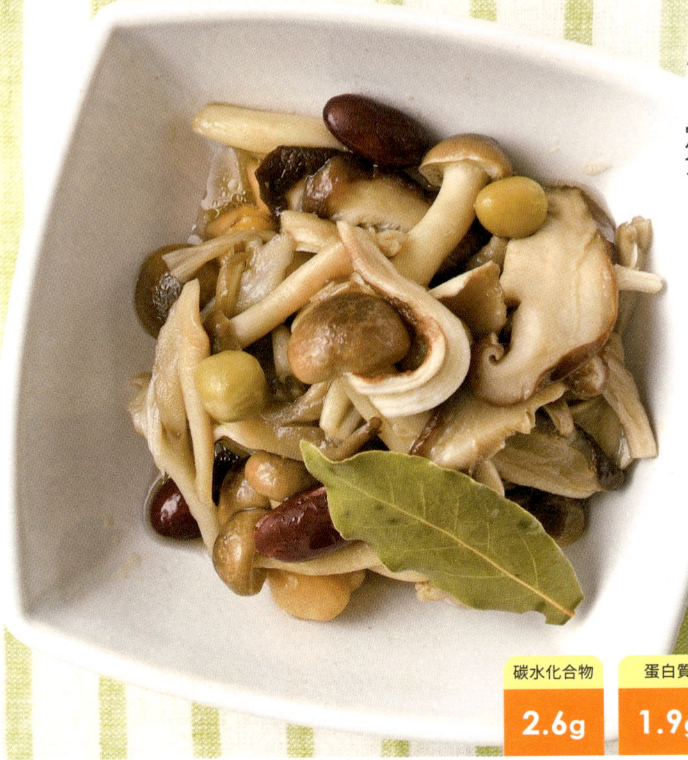

小菜提升營養均衡

補充容易不足的蛋白質與膳食纖維！也很適合搭配A、B定食。

碳水化合物	蛋白質	膳食纖維
2.6g	1.9g	3.8g

富含膳食纖維的小菜　可事先準備：冷藏保存5天

醃漬菇菇綜合豆

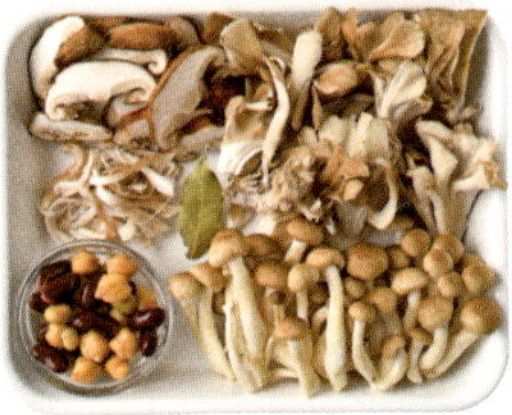

材料 （4人份）

- 鴻喜菇……100g
- 舞菇……100g
- 香菇……2朵
- 鹽……½小匙
- 綜合豆（即食包）……1包（50g）
- A
  - 白酒醋（或蘋果醋）……2大匙
  - 橄欖油……1大匙
  - 月桂葉……1片
  - 黑胡椒粒……4～5粒

作法

1. 鴻喜菇與舞菇剝散，香菇將香菇梗撕細、香菇切5mm薄片。
2. 將1放入耐熱碗中撒鹽，蓋上保鮮膜後以微波爐加熱3分鐘。
3. 在2加入綜合豆與A材料拌勻，裝入密封容器中，待冷卻後使其入味。

富含膳食纖維的小菜　可事先準備：冷藏保存4天

甜鹹燉煮木耳

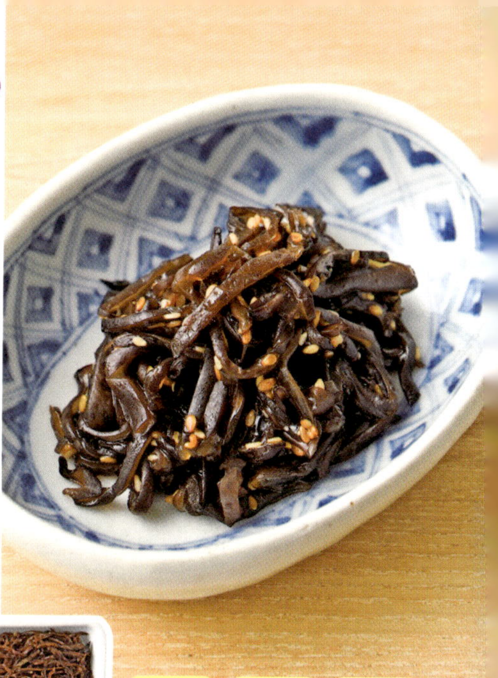

材料 （4人份）

- 新鮮木耳……200g
- 香油……½大匙
- Ⓐ 高湯……¼杯
- Ⓐ 醬油、味醂……各1大匙
- 炒熟白芝麻……1大匙

作法

❶ 將木耳切成細絲。

❷ 在平底鍋以中火加熱香油，放入❶翻炒，加入Ⓐ後轉中小火，煮至湯汁收乾，最後加入白芝麻拌勻即可。

※ 若使用乾燥木耳，29g乾木耳用剛好蓋過的水泡約20分鐘，至完全回軟。

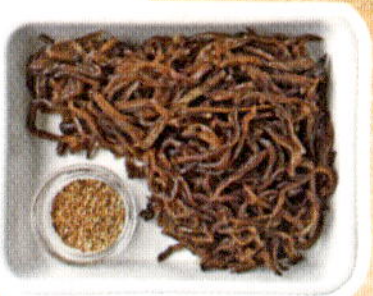

碳水化合物	蛋白質	膳食纖維
2.4g	1.0g	3.0g

富含膳食纖維的小菜　可事先準備：冷藏保存4天

豆渣偽馬鈴薯沙拉

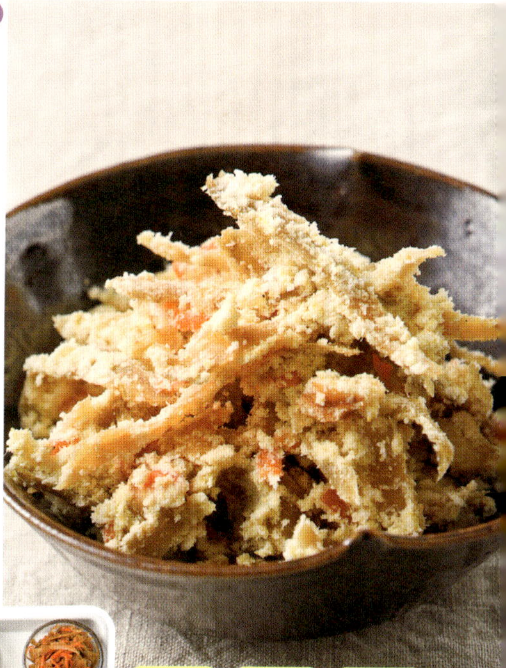

材料 （4人份）

- 綜合堅果……20g
- 生豆渣……100g
- 市售紅蘿蔔牛蒡……1包（70g）
- 美乃滋……2大匙
- 咖哩粉……⅕小匙

作法

❶ 堅果用小火乾炒後切碎，豆渣亦乾炒。

❷ 將所有材料放入碗中拌勻即可。

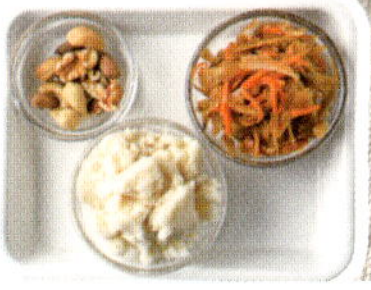

碳水化合物	蛋白質	膳食纖維
2.4g	2.8g	3.9g

富含膳食纖維的小菜　可事先準備：冷藏保存5天

甘醋拌乾蘿蔔絲鹿尾菜

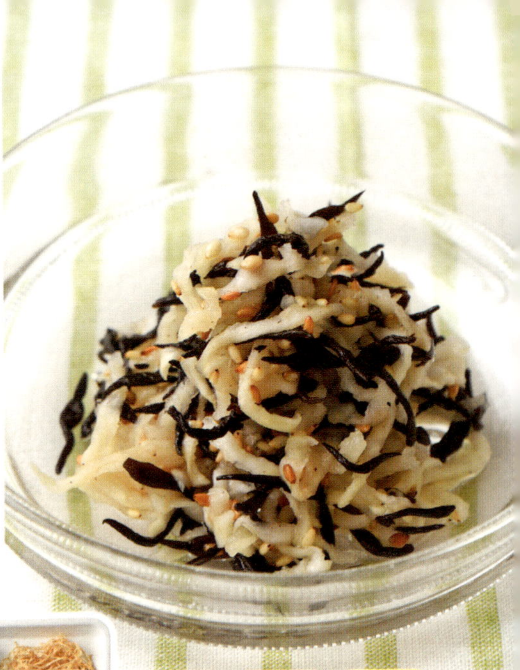

材料　（4人份）

乾蘿蔔絲……20g
鹿尾菜乾……5g
炒熟白芝麻……1大匙
A 壽司醋……2大匙
A 麻油……1小匙

作法

1. 乾蘿蔔絲依包裝指示泡水還原，若太長則剪成一口大小，鹿尾菜快速清洗備用。
2. 將1與芝麻、A拌勻，靜置片刻使其入味。

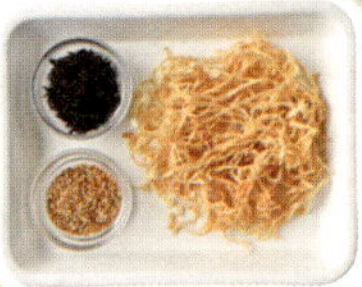

碳水化合物	蛋白質	膳食纖維
5.3g	0.9g	2.0g

富含膳食纖維的小菜

梅子拌魩仔魚鑲酪梨

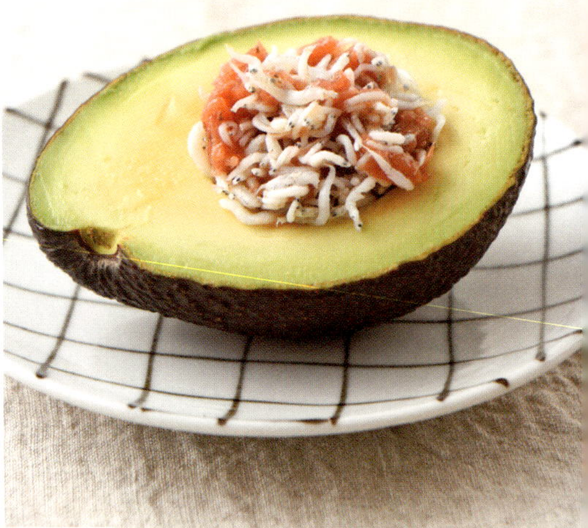

材料　（2人份）

酪梨……1顆
梅干……2顆
魩仔魚乾……2大匙
麻油……1小匙
醬油……依喜好適量添加

作法

1. 酪梨對半切除籽，梅干去籽後剁成泥。
2. 將魩仔魚、梅子泥與麻油混合，填入酪梨的凹槽中，依喜好淋上醬油即可。

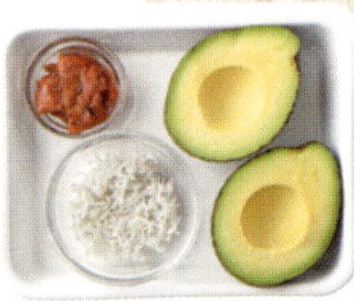

碳水化合物	蛋白質	膳食纖維
2.5g	2.4g	4.4g

富含膳食纖維的小菜　可事先準備：冷藏保存3天

大蒜炒花椰菜毛豆

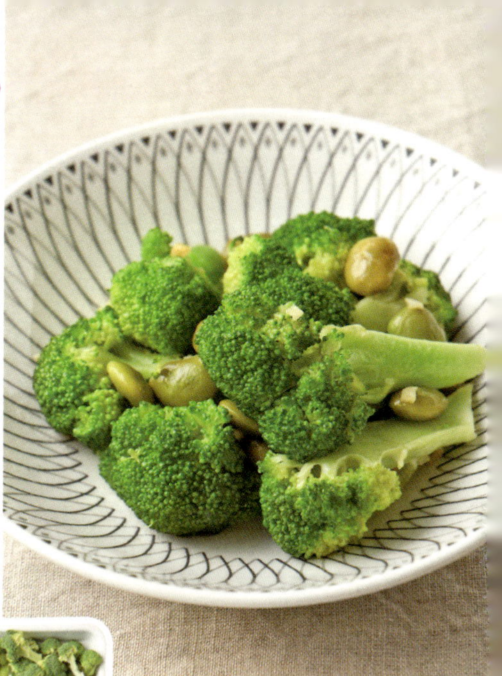

材料（4人份）

- 花椰菜……150g
- 毛豆……20莢
- 橄欖油……1大匙
- 蒜末……1小瓣
- 鹽、黑胡椒……各少許

作法

1. 花椰菜分小朵，莖部切片，包保鮮膜後微波加熱1分30秒。毛豆鹽水煮熟後剝殼。
2. 在平底鍋加熱橄欖油炒香蒜末，略呈金黃後加入❶炒熟，再以鹽、胡椒調味。

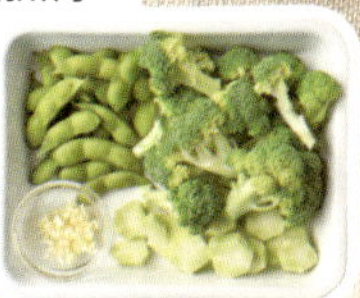

碳水化合物	蛋白質	膳食纖維
1.2g	2.5g	2.5g

富含膳食纖維的小菜　可事先準備：冷藏保存3天

香料炒四季豆秋葵

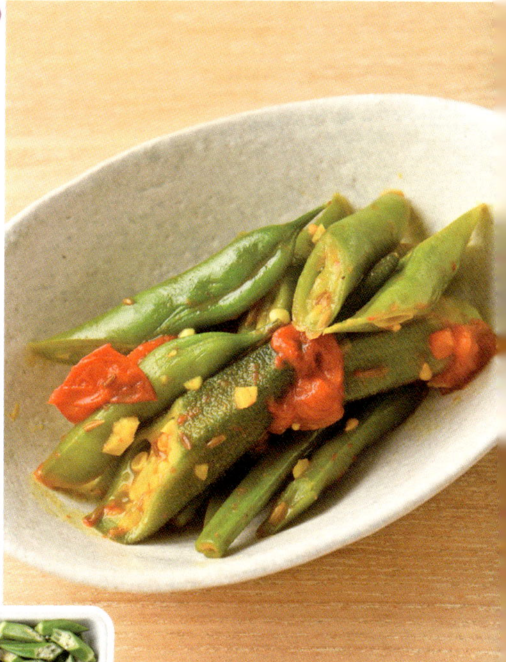

材料（4人份）

- Ⓐ 四季豆……60g
- Ⓐ 秋葵……10根
- 小番茄（切成四等份）……6顆
- 橄欖油……2小匙
- Ⓑ 蒜末……1小瓣
- Ⓑ 咖哩粉……1小匙
- 鹽……¼小匙
- 水……½杯

作法

1. Ⓐ材料切成2～3cm斜段。
2. 在平底鍋以小火加熱橄欖油，將Ⓑ炒香後加入❶以中火略炒。
3. ❷加入小番茄、鹽與水，蓋鍋蓋以中火燉煮至蔬菜變軟。

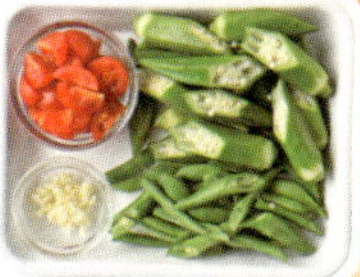

碳水化合物	蛋白質	膳食纖維
2.1g	0.9g	2.3g

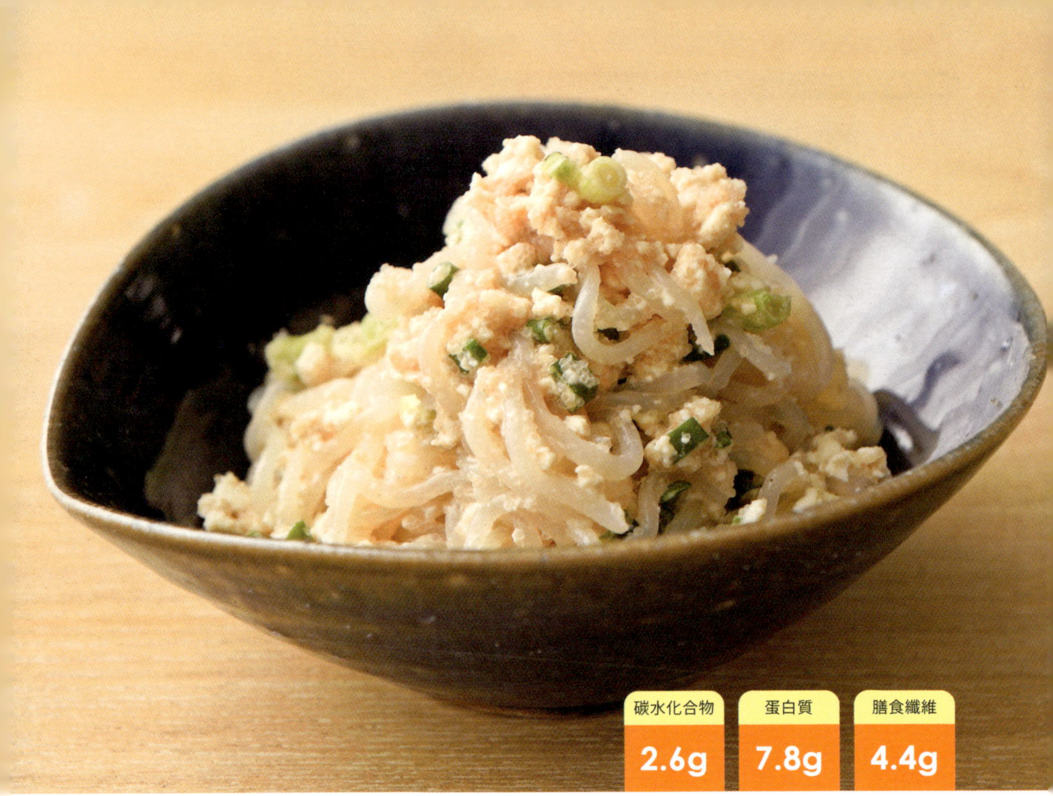

碳水化合物	蛋白質	膳食纖維
2.6g	7.8g	4.4g

蛋白質&膳食纖維豐富的小菜

豆腐拌蒟蒻鱈魚子

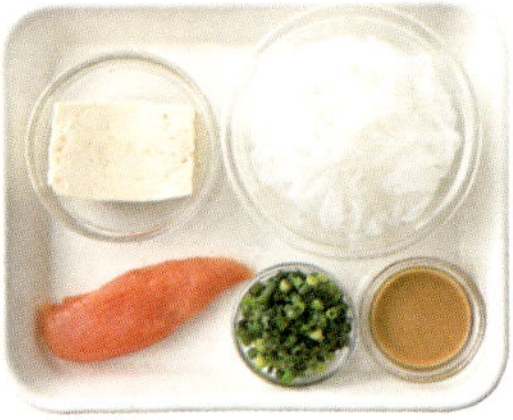

材料 （2人份）

- 木綿豆腐或板豆腐……¼塊
- 蒟蒻絲……200g
- 鱈魚子……½條（約30g）
- 青蔥……2根（10g）
- A 白芝麻醬……1大匙
- A 醬油、砂糖……各1小匙

作法

1. 豆腐用紙巾包裹後放在耐熱盤中，不蓋保鮮膜，微波加熱3分鐘以去水，再放入保鮮袋中用手壓碎。蒟蒻絲切成一口大小，放入冷水，煮沸後瀝乾。鱈魚子去薄膜取出魚子，蔥切成蔥花。
2. 將豆腐與白芝麻醬、醬油、砂糖在碗中混合，加入鱈魚子拌勻，最後與蒟蒻絲和蔥花攪拌即可。

蛋白質豐富的小菜　可事先準備：冷藏保存2天

摩洛哥四季豆雞胸肉優格沙拉

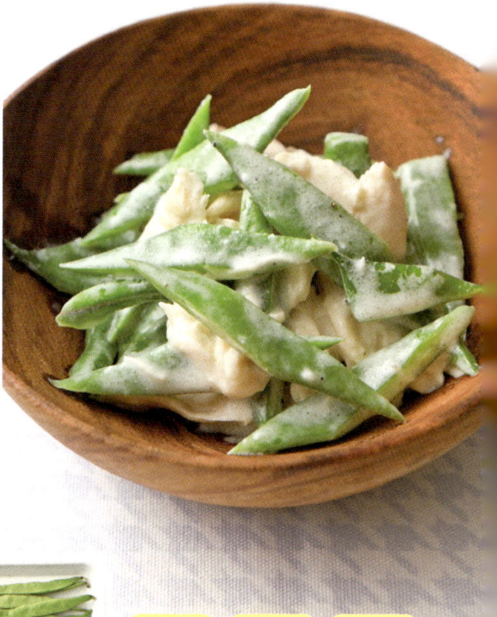

材料 （2人份）

- 摩洛哥四季豆／粉豆……100g
- 雞里肌……1塊
- A 鹽、胡椒……各少許
- A 料理酒（或白酒）……1小匙
- B 優格（無糖）……¼杯
- B 鹽……¼小匙
- B 橄欖油……½大匙
- B 檸檬汁……1小匙

作法

1. 四季豆燙熟後斜切成1.5cm寬。雞里肌橫向切開，放入耐熱盤中撒上A。蓋上保鮮膜，用微波爐加熱約1分鐘，加熱後先不取下保鮮膜，稍微燜蒸至熟透，再撕成一口大小。
2. 將B放入碗中混合，加入1與雞汁一同拌勻。

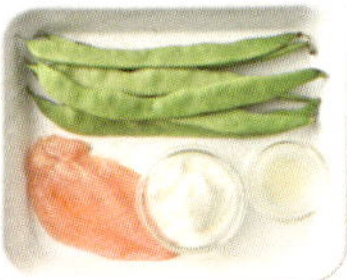

碳水化合物	蛋白質	膳食纖維
2.9g	6.4g	1.2g

蛋白質豐富的小菜　可事先準備：冷藏保存5天

炒海帶芽黃豆韓式涼拌

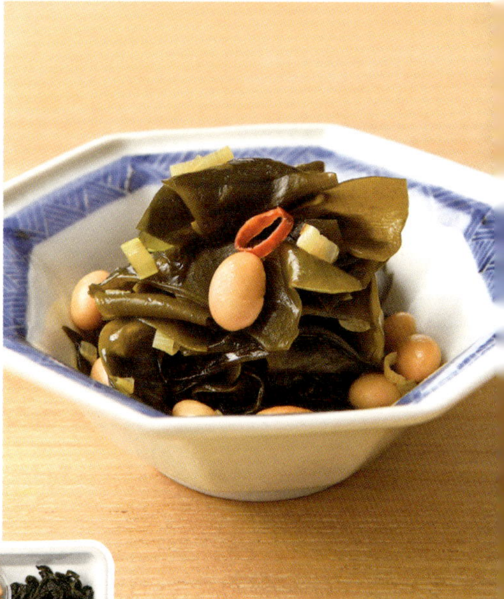

材料 （4人份）

- 鹽漬海帶……60g
- 青蔥……⅓根
- 乾辣椒……1條
- 香油……½大匙
- 蒸黃豆……50g
- A 蒜末……少許
- A 醬油、料理酒……各½大匙

作法

1. 海帶洗去鹽分後泡水還原，青蔥切蔥花，辣椒切小段。
2. 加熱平底鍋至中火，用香油炒香蔥絲，接著加入海帶、黃豆、大蒜與辣椒，再略為翻炒。加入A，煮至湯汁收乾即可。

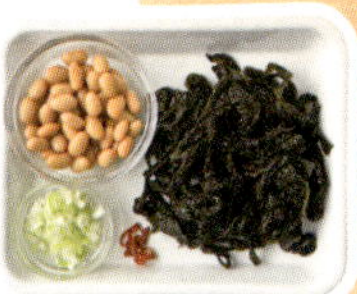

碳水化合物	蛋白質	膳食纖維
1.3g	2.4g	2.0g

蛋白質豐富的小菜　可事先準備：冷藏保存3天

青辣椒炒鮪魚

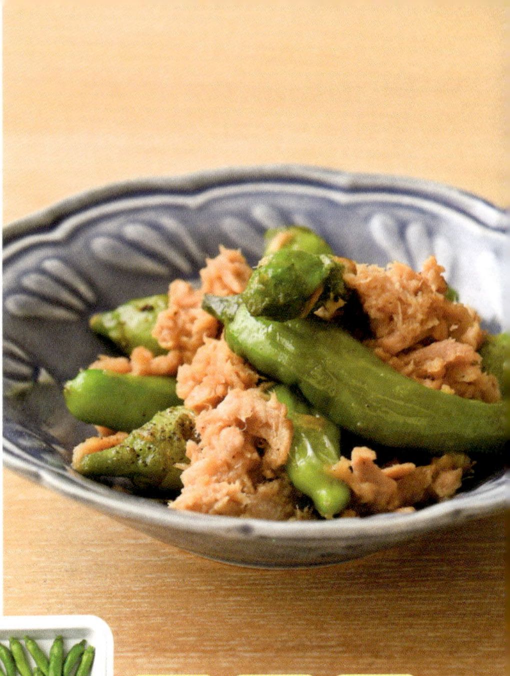

材料（2人份）

青辣椒……70g
植物油……1小匙
油漬鮪魚罐頭……1罐（70g）
醬油……1小匙
鹽、胡椒……各少許

作法

1. 用牙籤在青辣椒上戳幾個洞。
2. 在平底鍋中中火加熱植物油，炒熟青辣椒，待油份均勻裹上後，加入整罐鮪魚翻炒均勻。加醬油炒勻後，以鹽、胡椒調味。

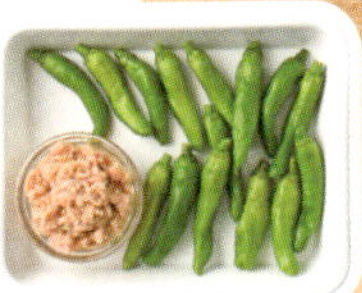

碳水化合物	蛋白質	膳食纖維
1.0g	5.6g	1.1g

蛋白質豐富的小菜　可事先準備：冷藏保存5天

黃芥末醬拌乾蘿蔔絲豆苗火腿

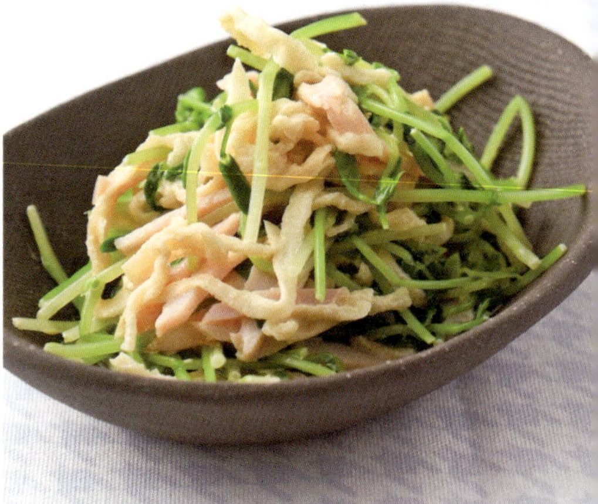

材料（2人份）

乾蘿蔔絲……10g
豆苗……1盒
火腿……2片
A 美乃滋……1大匙
A 醬油……1小匙
A 黃芥末醬……¼小匙

作法

1. 將乾蘿蔔絲依包裝說明泡水還原，若過長可切短。豆苗對半切，火腿切絲。
2. 燒一鍋水，加入少許鹽（不包含在材料表內），將除了火腿之外的1材料快速汆燙，撈出瀝乾，放涼備用。
3. 在碗中混合A醬料，加入2與火腿拌勻。

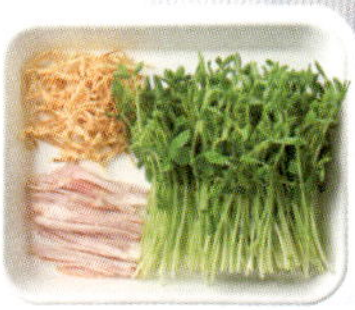

碳水化合物	蛋白質	膳食纖維
3.8g	3.8g	2.5g

蛋白質豐富的小菜

微波爐溫泉蛋

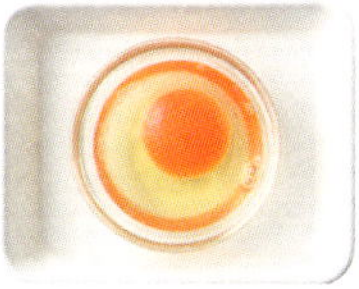

材料

雞蛋……1顆

作法

1. 將雞蛋打入耐熱容器中，加入足以完全蓋過雞蛋的水(不包含在材料表內)。用牙籤在蛋黃上戳一個洞，不蓋保鮮膜，放入微波爐加熱50秒～1分鐘。
2. 用湯勺撈起並瀝乾。可依喜好淋上醬油或麵味露(不包含在材料表內)享用。

※ 一次只能製作一顆。

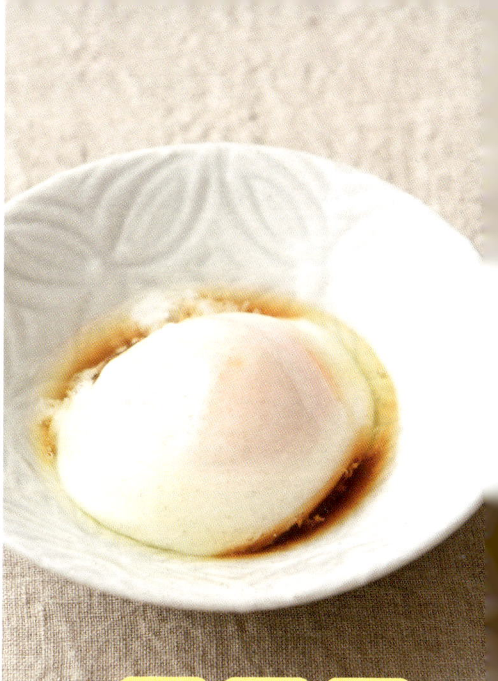

碳水化合物	蛋白質	膳食纖維
0.2g	5.7g	0.0g

蛋白質豐富的小菜　可事先準備：冷藏保存3天

乾煎油豆皮

材料 (2人份)

油豆皮……1片
納豆……1盒(40g)
青蔥末……2大匙
披薩用起司……30g

作法

1. 將油豆皮對切。納豆加入附帶醬料拌勻。
2. 將納豆、蔥末與起司放入碗中拌勻，填入油豆皮內。
3. 不需加油，將平底鍋加熱至中火，油豆腐兩面煎至金黃酥脆。

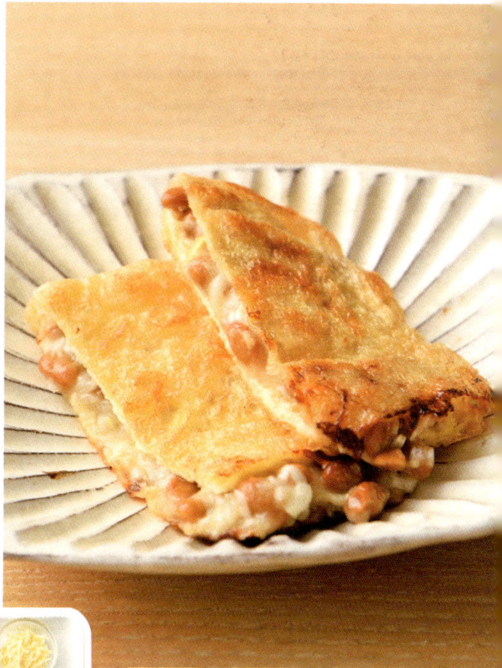

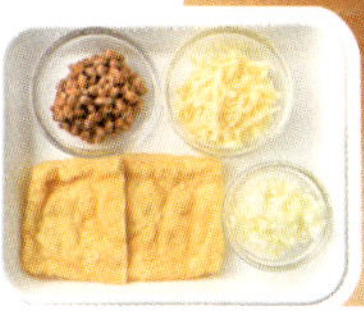

碳水化合物	蛋白質	膳食纖維
1.9g	10.0g	1.7g

肝臟醫師的

實踐食譜

column

＼ 只使用蔬菜的水分 ／

濃縮甜味的無水咖哩

只要將手邊的蔬菜與菇類隨意切塊放入鍋中，放著不管即可完成的簡單食譜。關鍵在於放入食材的順序，一定要先放入番茄，這樣即使不加水，也不會燒焦。需要注意的是請不要放入碳水含量高的馬鈴薯。在咖哩的選擇上，我個人喜歡混合使用塊狀與粉狀兩種，請依個人喜好調整。

作法

1. 將番茄（**6**顆）切成扇形放在鍋底，接著放入切成半月形的洋蔥（**2**顆）、滾刀切的紅蘿蔔（**1**根）、小雞腿（**400g**）。
2. 蓋上鍋蓋，用中火煮**10**分鐘後轉小火燉約**50**分鐘。
3. 加入市售咖哩塊（塊狀，約**3**～**4**人份）與咖哩粉（**2**～**3**大匙），蓋上鍋蓋以小火再煮**10**分鐘。咖哩粉請依喜好調整。

※ 鍋具推薦使用如Le Creuset等厚底、導熱性佳的款式。

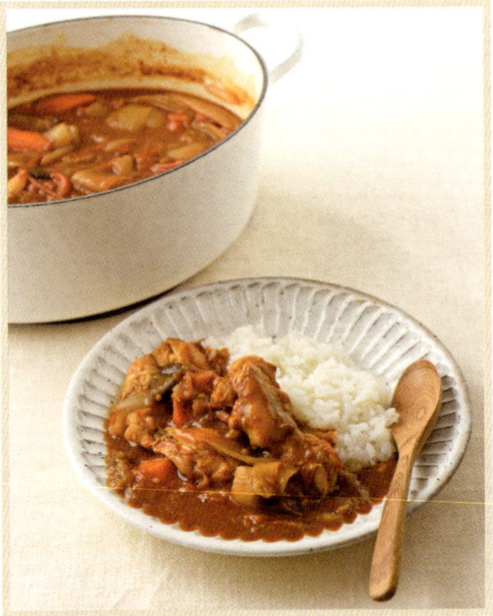

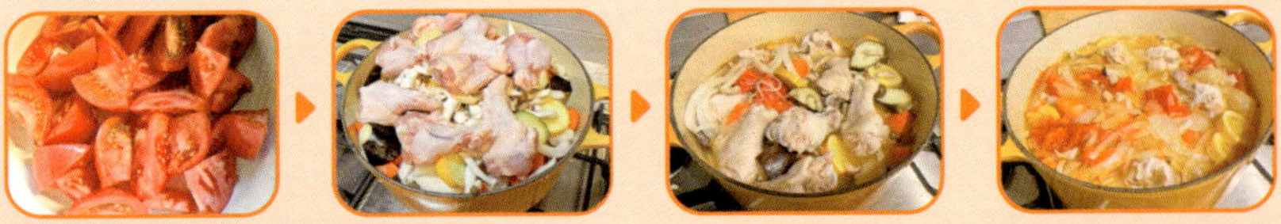

肝臟醫師某天的咖哩食譜實例（與上述材料略有不同）。滿滿的食材在鍋中煮至蔬菜軟化、肉質變得軟嫩。（攝影：尾形哲）

PART 5

用養肝定食規劃一週菜單

本章將介紹一週份的養肝定食菜單範例。養肝定食可將湯品改為小菜，或加入其他食材，做成變化版。此外，也會搭配市售熟食與便利商店食品，讓你輕鬆無壓力地持續進行肝臟保健飲食。

結合養肝定食與簡易菜單

這是一份將Part 1～Part 4中登場的「增量白飯」、「A定食」、「B定食」、「C定食」等內容融入的七天菜單範例。

理想狀況是三餐都選擇養肝定食，不過早餐可善用前一餐的剩菜快速完成，也可以靈活搭配市售食品，讓備餐變得更加便利。另外也會介紹各種定食的變化版，請依照自身需求做爲參考，自由調整實踐方式。

菜單

重點與建議

早餐時務必攝取主食、主菜（蛋白質來源）、小菜（膳食纖維）

單吃麵包配咖啡會導致營養失衡。建議搭配蛋料理、起司、優格、納豆等蛋白質。膳食纖維可選擇C定食中的小菜、A定食中介紹的豐富蔬菜湯、B定食的味噌湯，或善用便利商店沙拉。

如果覺得蛋白質或膳食纖維攝取不足，請增加小菜

當你連續幾餐都吃外食或便當，導致蛋白質與膳食纖維不足時，請加上Part 4中介紹的小菜。不需要拘泥於定食的型態，依照當下的飲食習慣靈活變化即可。

善用常備菜與市售食品，不要太勉強自己

選擇營養均衡的市售食品、預先處理過的食材或熟食，讓準備餐點變得輕鬆不費力。A定食的蔬菜湯或多做一點C定食的小菜，在忙碌的時候會非常方便。本書也有介紹常備菜的變化版，請一併參考。

吃太多的時候隔天就開始調整，以一週爲單位規劃

雖然這份餐單中沒有特別說明，但如果你某天吃太多，可以隔天減少一餐的主食或調整主食的份量。若早上起床覺得胃脹不舒服，也可以只喝湯當早餐。只要以一週為單位調整攝取量就沒問題。

＊ P101～107中介紹的白飯皆為100g，增量白飯亦為每餐一份的量。

星期日

〔每日總攝取量〕碳水化合物：120.7g／蛋白質：59.3g／膳食纖維：12.9g

早餐

每餐攝取量
碳水化合物：36.8g／蛋白質：13.9g／膳食纖維：3.3g

也可以把燕麥飯做成飯糰！

- 燕麥飯［➡P24］
- 太陽蛋（1顆蛋）
- 汆燙花椰菜（冷凍50g）
- 起司（17g）
- 黑咖啡

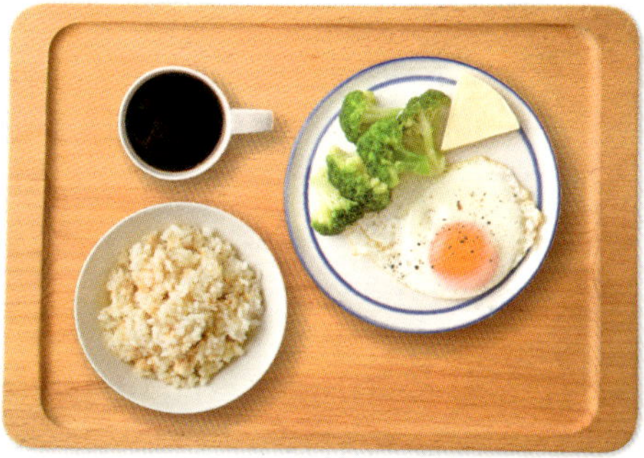

午餐

每餐攝取量
碳水化合物：45.5g／蛋白質：18.3g／膳食纖維：6.1g

燕麥飯搭配咖哩非常對味！

- 燕麥飯［➡P24］
- 雞肉蔬菜湯咖哩［➡P35］

＊ 同時製作週一早餐的份

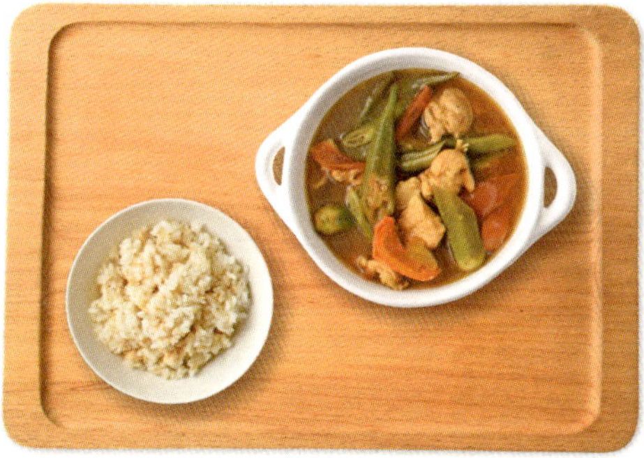

晚餐

每餐攝取量
碳水化合物：38.4g／蛋白質：27.1g／膳食纖維：3.5g

搭配市售生魚片的B定食小菜變化版

- 白飯
- 生魚片（鰤魚、鮪魚、鯛魚）
- 乾煎油豆皮［➡P97］

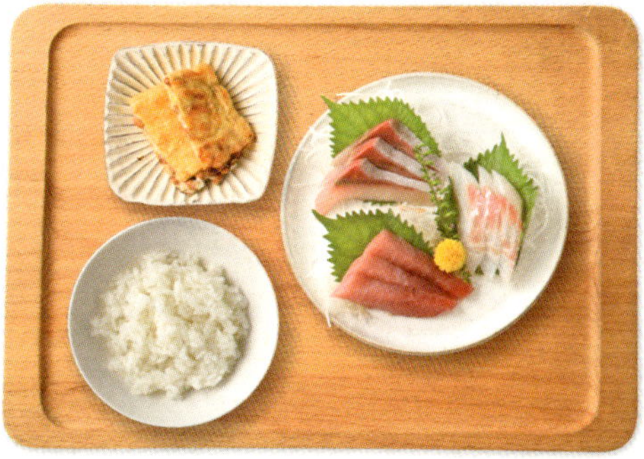

星期一

〔每日總攝取量〕碳水化合物：121.0g／蛋白質：90.2g／膳食纖維：23.0g

早餐

每餐攝取量

碳水化合物：28.8g／蛋白質：38.3g／膳食纖維：8.7g

在前一日的湯咖哩加入雞蛋

- BASE BREAD 迷你原味吐司（1袋）［➡P29］
- 雞肉蔬菜湯咖哩［➡P35］＋雞蛋（將週日午餐剩下的湯咖哩加1顆蛋，加熱至喜好的熟度）

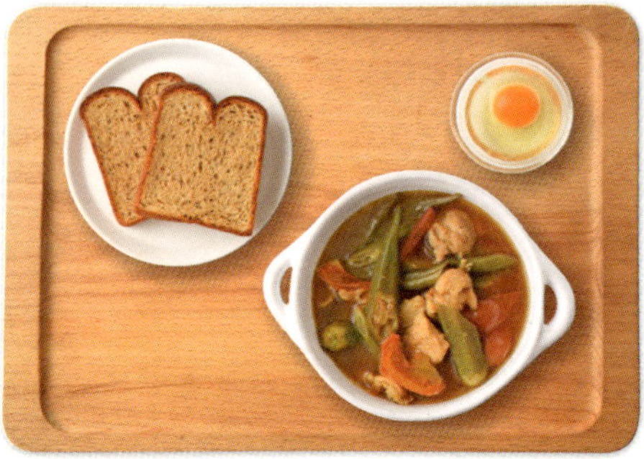

午餐

每餐攝取量

碳水化合物：40.8g／蛋白質：30.0g／膳食纖維：5.3g

善用便利商店食材快速完成

- 昆布口味便利商店飯糰（1個）
- 雞胸沙拉［➡P61］
- 即溶蛋花湯

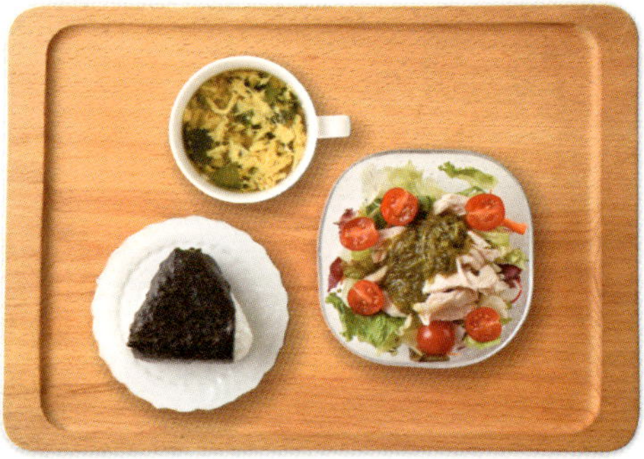

晚餐

每餐攝取量

碳水化合物：51.4g／蛋白質：21.9g／膳食纖維：9.0g

將B定食的味噌湯變成小菜

- 白飯
- 南蠻漬竹筴魚［➡P69］

※ 同時製作週三午餐的份

- 甜鹹燉煮木耳［➡P91］

※ 同時製作週二午餐涼麵配料

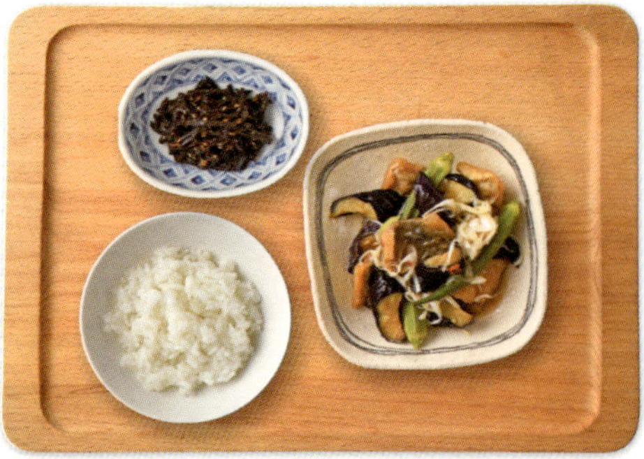

※ 若想減少碳水攝取量，可減少飯量或改用P27介紹的低碳水食材。

星期二

〔每日總攝取量〕碳水化合物：**126.5g**／蛋白質：**73.1g**／膳食纖維：**31.0g**

早餐

每餐攝取量
碳水化合物：**27.0g**／蛋白質：**24.7g**／膳食纖維：**7.0g**

搭配高纖的裸麥麵包

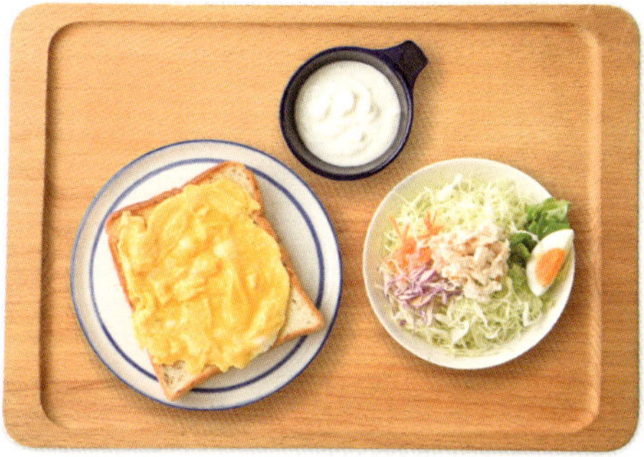

- 裸麥麵包雞蛋三明治
（打散**1**顆蛋，加鹽和胡椒調味，用**1**小匙植物油熱鍋煎至喜好的熟度，放在**6**片切的裸麥麵包上）
- 便利商店沙拉（1盒）
- 優格（無糖，100g）

午餐

每餐攝取量
碳水化合物：**46.7g**／蛋白質：**21.2g**／膳食纖維：**11.7g**

使用豐富膳食纖維的小菜製作C定食

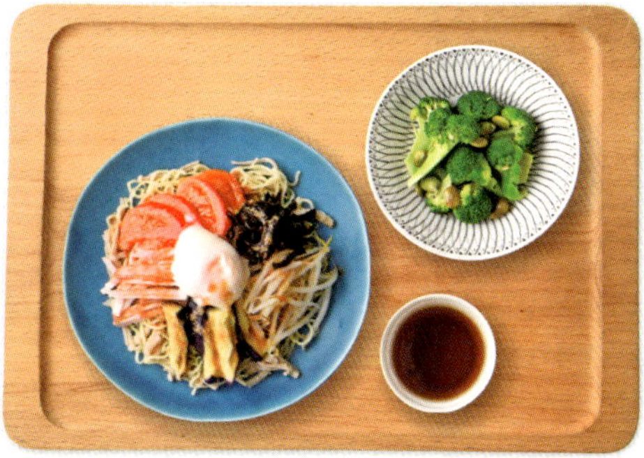

- 溫泉蛋涼拌中華麵［➡ P83］
- 大蒜炒花椰菜毛豆［➡ P93］
※ 同時製作週三早餐的份
- 茶

晚餐

每餐攝取量
碳水化合物：**52.8g**／蛋白質：**27.2g**／膳食纖維：**12.3g**

適合搭配西式主菜的白花椰菜飯！

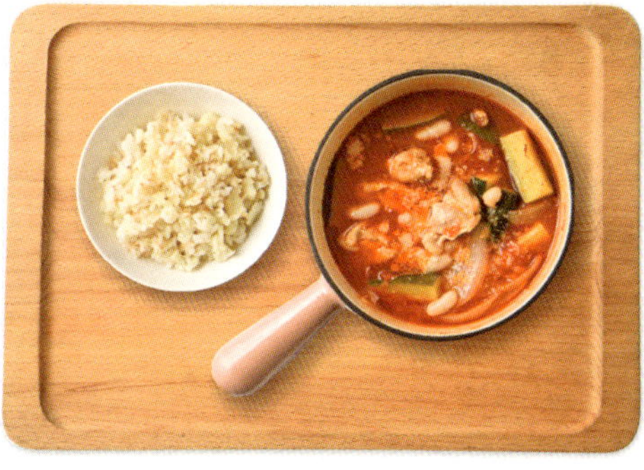

- 花椰菜飯［➡ P23］
※ 同時製作週三晚餐的份
- 雞肉四季豆番茄鍋［➡ P47］

※ 若想減少碳水攝取量，可減少飯量或改用P27介紹的低碳水食材。

星期三

〔每日總攝取量〕碳水化合物：137.0g／蛋白質：74.2g／膳食纖維：22.3g

早餐

將週二午餐的小菜夾入三明治中享用

每餐攝取量
碳水化合物：32.0g／蛋白質：19.7g／膳食纖維：6.6g

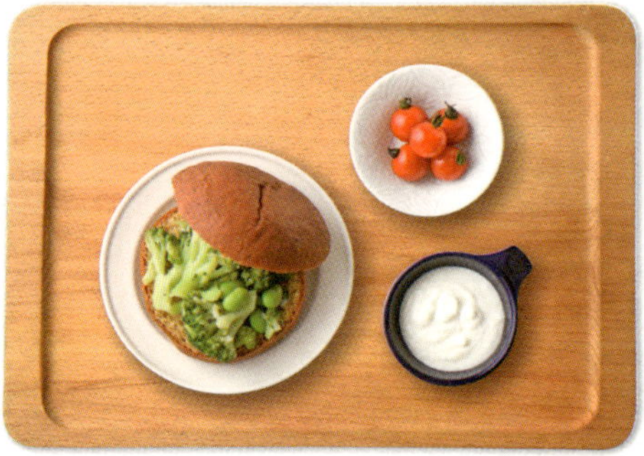

- BASE BREAD Rich 三明治
[BASE BREAD ➡ P29]
（將一個麵包橫切成兩半，夾入大蒜炒花椰菜毛豆〈70g〉[➡ P93]）
- 優格（無糖，100g）
- 小番茄（5顆）

午餐

搭配事先準備好的小菜與便利商店飯糰，快速上桌

每餐攝取量
碳水化合物：52.0g／蛋白質：26.9g／膳食纖維：9.3g

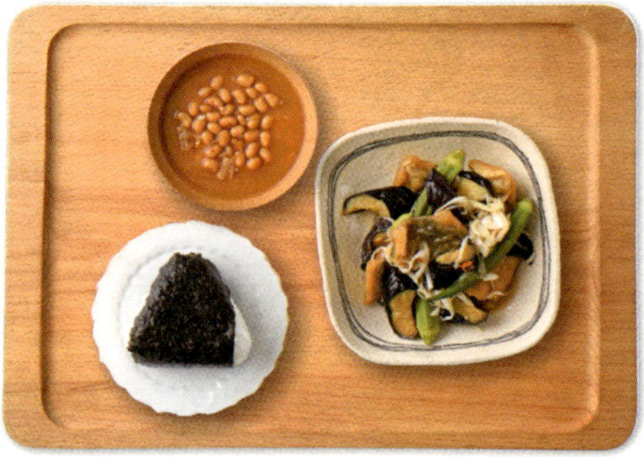

- 便利商店飯糰（梅子口味，1個）
- 南蠻漬竹筴魚 [➡ P69]
- 納豆與金針菇醬味噌湯
[➡ P73]

晚餐

不加湯品的簡易版B定食

每餐攝取量
碳水化合物：53.0g／蛋白質：27.6g／膳食纖維：6.4g

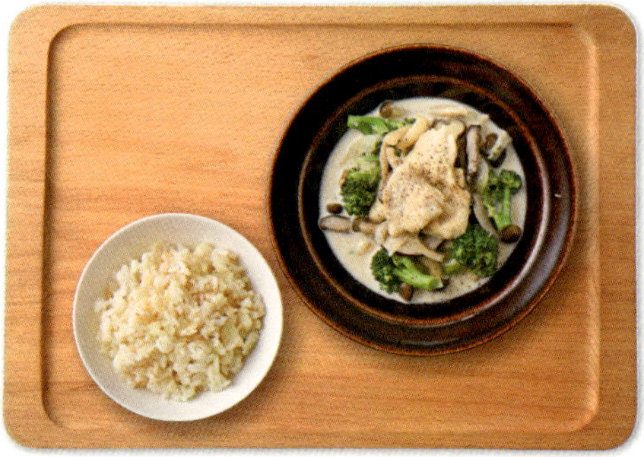

- 花椰菜飯 [➡ P23]
- 雞肉菇菇奶油燉菜 [➡ P56]

※ 若想減少碳水攝取量，可減少飯量，或改用P27的低碳水食材取代

星期四

〔每日總攝取量〕碳水化合物：99.1g／蛋白質：46.9g／膳食纖維：32.1g

早餐

每餐攝取量

碳水化合物：42.5g／蛋白質：11.0g／膳食纖維：8.7g

利用市售常備菜，迅速上桌的日式定食

- 納豆飯（納豆1盒）
- 調味海帶芽（1盒）
- 秋葵與金針菇味噌湯
  [➡ P72]

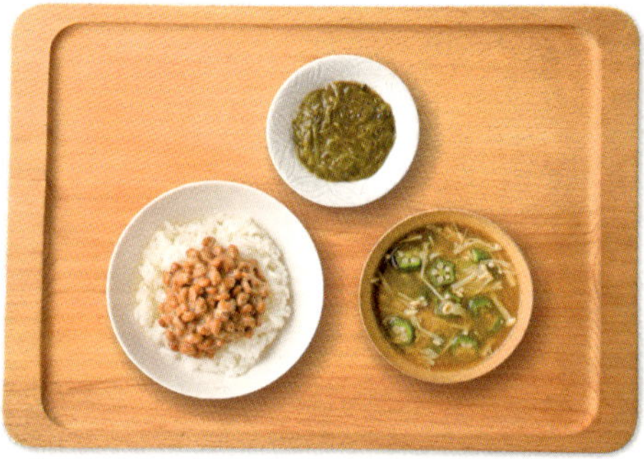

午餐

每餐攝取量

碳水化合物：7.6g／蛋白質：18.1g／膳食纖維：15.9g

使用無醣麵條的C定食

- 無醣麵條泰式炒麵 [➡ P87]
- 香料炒四季豆秋葵 [➡ P93]
- 茶

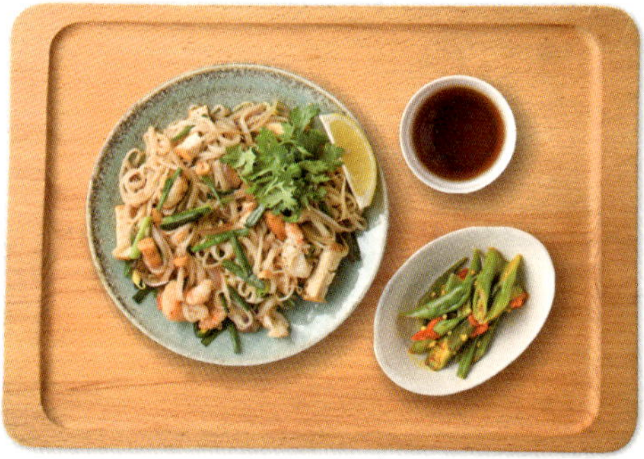

晚餐

每餐攝取量

碳水化合物：49.0g／蛋白質：17.8g／膳食纖維：7.5g

食材豐富的小火鍋A定食

- 菜飯 [➡ P25]
  ※可一併製作週五午餐的份
- 鱈魚蘿蔔泥鍋 [➡ P51]

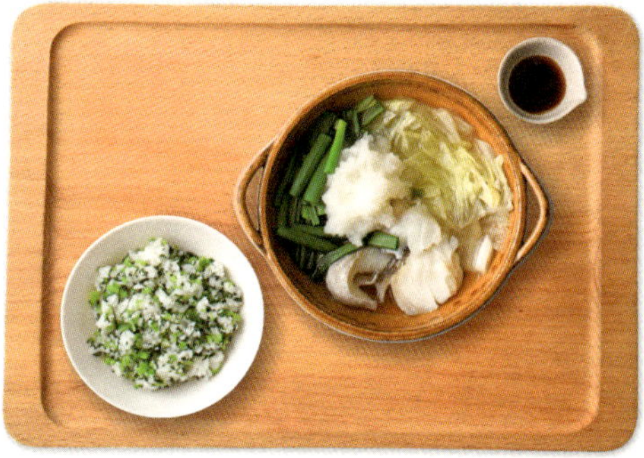

星期五

〔每日總攝取量〕碳水化合物：75.0g／蛋白質：72.7g／膳食纖維：29.2g

早餐

每餐攝取量

碳水化合物：29.1g／蛋白質：34.4g／膳食纖維：10.8g

用B定食的西班牙烘蛋當早餐

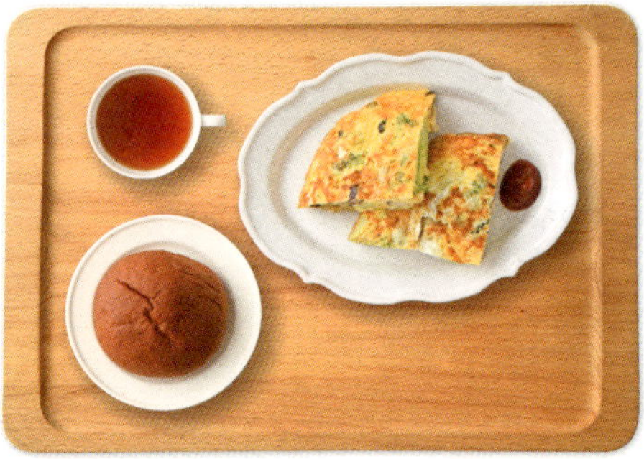

- BASE BREAD Rich（1袋）［➡P29］
- 香菇滿滿的西班牙烘蛋［➡P70］
- 紅茶

午餐

每餐攝取量

碳水化合物：41.3g／蛋白質：22.6g／膳食纖維：4.5g

使用市售烤魚的B定食改良版（將湯品改為小菜）

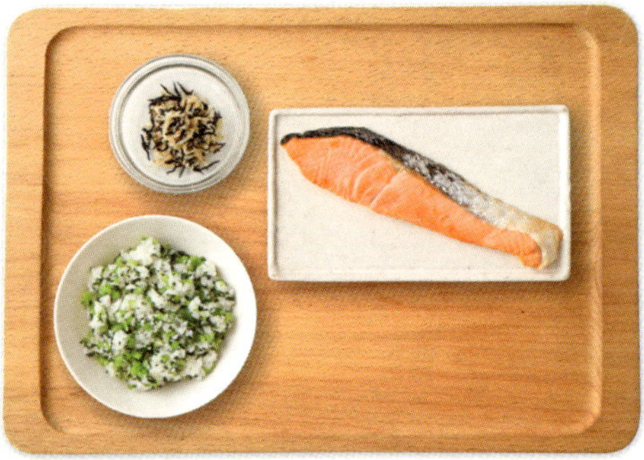

- 菜飯［➡P25］
- 市售烤魚（鮭魚1片）
- 甘醋拌乾蘿蔔絲鹿尾菜［➡P92］

晚餐

每餐攝取量

碳水化合物：4.6g／蛋白質：15.7g／膳食纖維：13.9g

使用無醣麵條代替米飯的豐富湯品

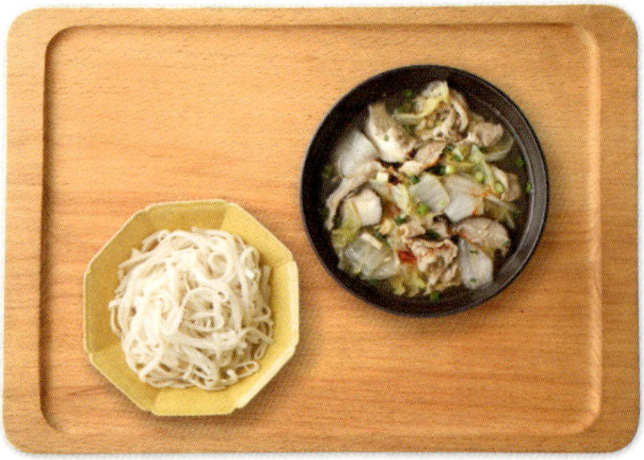

- 無醣麵條（扁麵）［➡P28］（當作湯麵享用）
- 韓式豬肉白菜湯［➡P37］

※ 可以一併製作週六午餐的份

星期六

〔每日總攝取量〕碳水化合物：108.8g／蛋白質：88.3g／膳食纖維：26.9g

早餐

每餐攝取量
碳水化合物：27.5g／蛋白質：42.2g／膳食纖維：14.3g

利用營養均衡的市售麵包，輕鬆享受早晨

- BASE BREAD（迷你吐司・原味1袋）[⇨ P29]
- 火腿（1片）
- 起司片（1片）
- 便利商店沙拉（1盒）

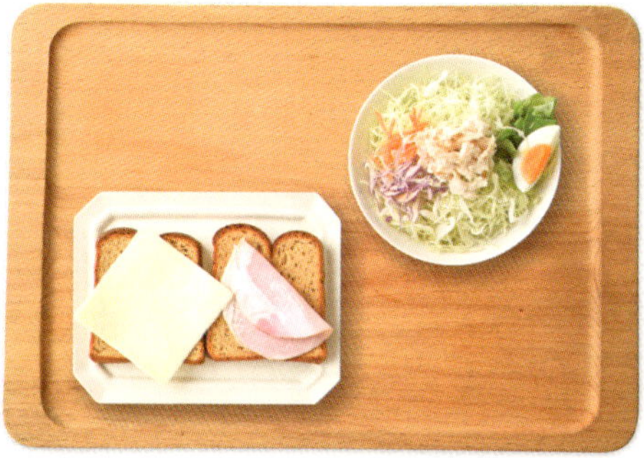

午餐

每餐攝取量
碳水化合物：40.7g／蛋白質：22.5g／膳食纖維：4.7g

前一晚的湯加入飯與雞蛋，變身新料理

- 韓式豬肉白菜湯 [⇨ P37] ＋白飯＋雞蛋
（將週五晚餐剩下的湯加入白飯與1顆雞蛋加熱，煮至喜歡的熟度）

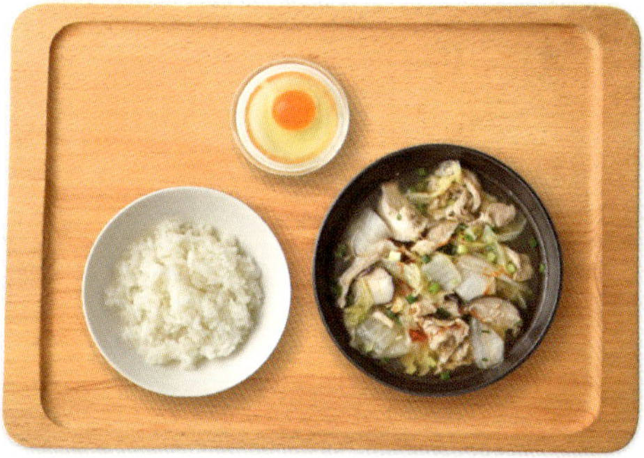

晚餐

每餐攝取量
碳水化合物：40.6g／蛋白質：23.6g／膳食纖維：7.9g

海鮮滿滿的義大利麵C定食

- 海鮮紅蘿蔔義大利湯麵 [⇨ P77]
- 醃漬菇菇綜合豆 [⇨ P90]

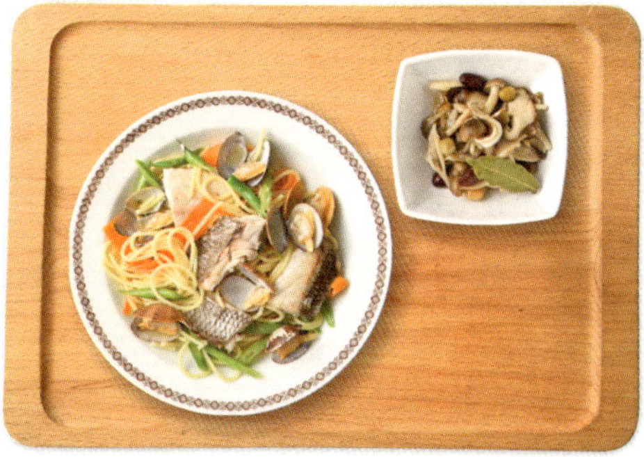

肝臟醫師的

實踐食譜

column

＼ 我家的經典常備菜 ／

蔬菜滿滿的普羅旺斯燉菜

我從**2003**年開始在法國生活三年，從那個時候開始就經常製作這道常備菜。參考各種食譜後，加入當季蔬菜製作。通常一次製作六到八份，家中三人兩三天內就會吃光。最喜歡的食材是甜椒，煮軟後特別美味。搭配稍微烤過的法國麵包是我的最愛，因爲長野有許多好吃的麵包店。即使冷了也很好吃，所以常常帶出去當便當。

作法（方便製作的份量）

1. 將洋蔥（**1**顆）、黃甜椒．紅甜椒（各**1**顆）、櫛瓜（**1**條）、茄子（**1**條）切成約**1cm**的小丁。
2. 用橄欖油（**2**大匙）炒熟①的蔬菜，加入鹽（**1**小匙）。
3. 加入壓碎的蕃茄罐頭（**1**罐，**400g**），燉煮至水分收乾，最後用鹽與黑胡椒調味即可。

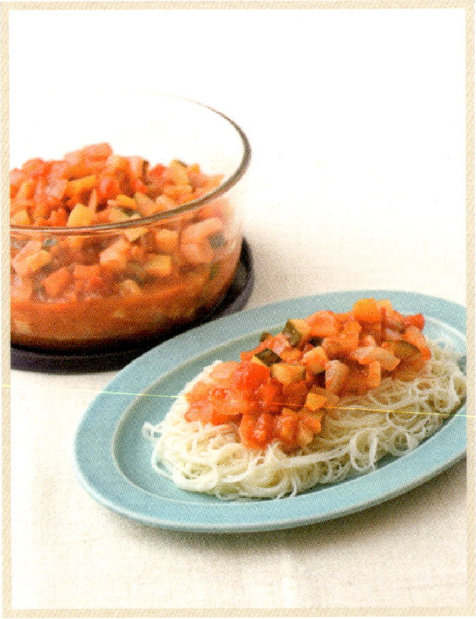

後面是普羅旺斯燉菜，前方為普羅旺斯燉菜冷義大利麵。

肝臟保健小技巧

燉菜除了塗在麵包上，也能當作歐姆蛋的餡料或醬汁、義大利麵醬。出乎意料地也與日本的素麵非常搭，可以像義大利冷麵那樣享用。

PART 6

持續養肝小技巧

本章介紹成功實踐肝臟保健，必須掌握的11個訣竅。除了正確認識肝臟這個器官之外，也囊括持之以恆的小技巧、希望你遵守的原則以及建議你嘗試的做法等等。只要努力六個月，就能擁有終生健康的肝臟！

Hint 1

掌握正確知識❶

認識肝臟這個器官

肝臟是全身臟器中最重的器官，重量約爲1000～1800公克，消耗基礎代謝的27%，是所有臟器中能量消耗最多的。無論身體多麼忙碌或疲憊，它全年無休、24小時持續不斷地工作，因此被稱爲「沉默的勞動者」。即使脂肪肝或脂肪性肝炎正在惡化，也幾乎沒有自覺症狀，直到發展爲晚期肝硬化，這正是肝臟被稱爲「沉默的」器官的原因。

肝臟透過門脈與小腸相連，並經由來自心臟的大動脈及通往心臟的下腔靜脈與全身循環連接，執行三項重要功能。首先是免疫功能，負責對抗從消化道進入體內的異物。其次是代謝功能，將腸道吸收的營養素轉化爲全身細胞可利用的形式，並將多餘的營養轉換爲中性脂肪等進行儲存。最後是解毒功能，分解並中和酒精、氨等有害物質。肝臟可說是人體的化學工廠，也不爲過。

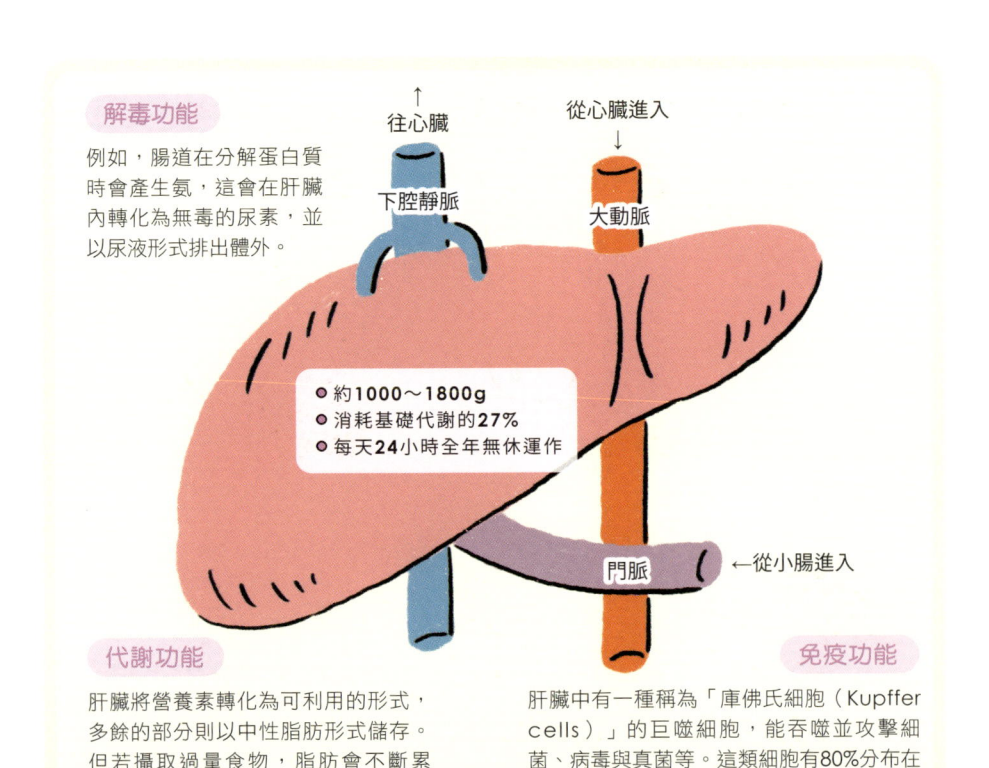

解毒功能

例如，腸道在分解蛋白質時會產生氨，這會在肝臟內轉化為無毒的尿素，並以尿液形式排出體外。

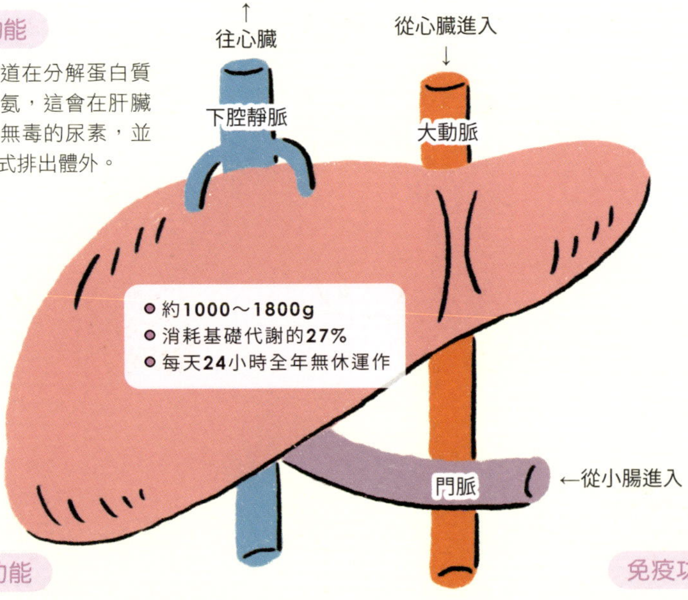

代謝功能

肝臟將營養素轉化為可利用的形式，多餘的部分則以中性脂肪形式儲存。但若攝取過量食物，脂肪會不斷累積，就會導致脂肪肝。

免疫功能

肝臟中有一種稱為「庫佛氏細胞（Kupffer cells）」的巨噬細胞，能吞噬並攻擊細菌、病毒與真菌等。這類細胞有80%分布在肝臟中。

Hint 2

掌握正確知識 ②

只要減少7%的體重，就能改善脂肪肝

近年來日益增加的肝臟疾病之一，是「非酒精性脂肪肝炎（**NASH**）」。其主因是攝取過多碳水化合物。多餘的碳水化合物會在肝臟中轉化爲中性脂肪並逐漸囤積，這些脂肪本身具有毒性，會導致肝細胞壞死。雖然肝細胞會不斷修復受損部位，繼續工作，但每一次修復都會使纖維組織逐漸增厚，最終可能惡化爲肝硬化，甚至是肝癌。當肝臟中有超過**5%**的肝細胞出現脂肪化，即可診斷爲「脂肪肝」。

研究顯示，只要減少**7%**的體重，就有機會改善脂肪肝。但我們不建議用激烈、無計畫的方式快速減重。在這裡，希望大家牢記一個關鍵原則「**1・2・3**法則」，也就是——「一個月減**2kg**，三個月達成減**6kg**的減重目標」。

即使你需要減重超過**6kg**，也請先設定第一個月減少**2kg**爲初步目標。

遵循「1・2・3法則」，讓你減重7%！

在第一個月成功減**2kg**的人，有**80%**會在三個月後成功達成**7%**減重！

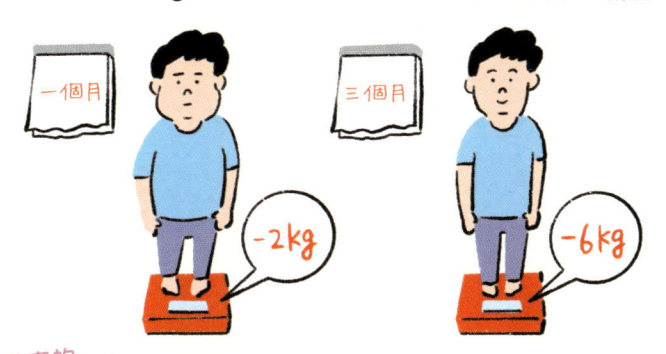

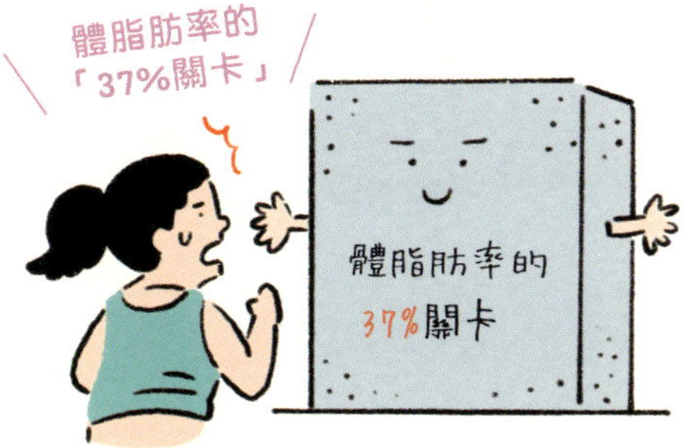

根據「Smart門診」的數據顯示，體脂肪率未低於37%之前，皮下脂肪不會明顯減少，因此外觀可能看不出變化。這是因為脂肪會從「肝細胞脂肪」、「內臟脂肪」、「皮下脂肪」依序減少。因此，即使沒看到明顯變化，也不要放棄！

Hint 3

記錄是持續的關鍵

每天測量體重並記錄

每天量體重並記錄，是持續肝臟保健的基本功。建議每天固定時間測量，可以使用行事曆、手帳，或是免費應用程式來記錄。書中左頁附有**Smart**門診使用的記錄表，也可從以下**QR code**下載。記錄表會自動產生圖表，讓體重變化一目瞭然，對維持動力非常有幫助。

此外，另一個希望你培養的習慣，就是「測量食材的重量」。尤其是白飯、麵包等主食，應建立起秤重的習慣，以避免攝取過多碳水化合物。當你持續測量一段時間後，就能直覺判斷「可以吃多少量」，這將成為減少肝臟脂肪的第一步。

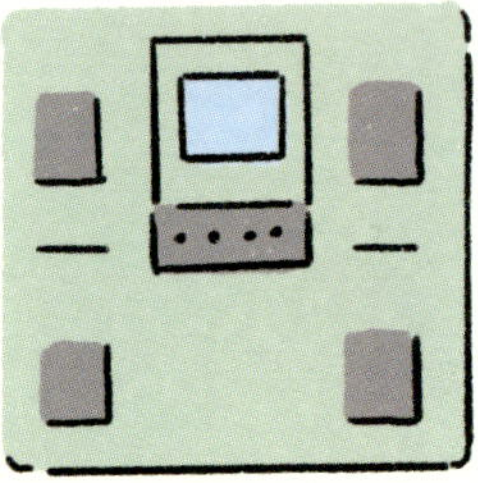

體重計

建議使用可測量體脂肪率與BMI的數位體重計，每天固定時間測量。

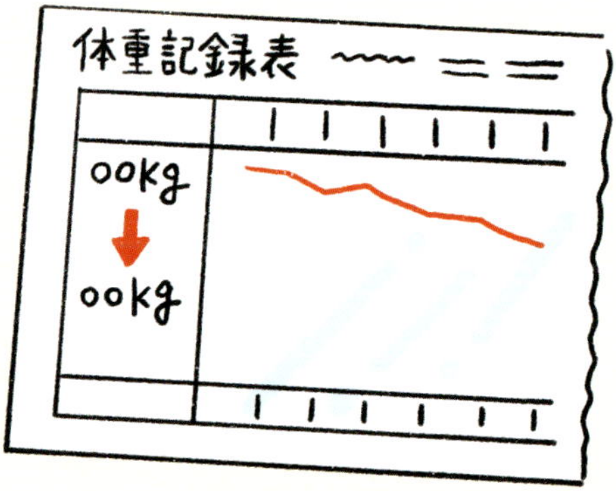

體重記錄表

在記錄表上用麥克筆畫出體重線，能讓目標更具體，提升「我要努力！」的動力。

培養秤重食材的習慣

一開始可能會覺得麻煩，但若能養成每次都秤重後再吃的習慣，日後在外用餐時也能憑直覺掌握適量，對防止過量攝取很有效。

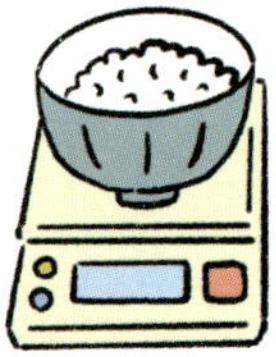

體重記錄表下載

https://www.shin-sei.co.jp/np/isbn/978-4-405-09452-9/

圖表讓變化一目瞭然！

體重記錄表

體重記錄表

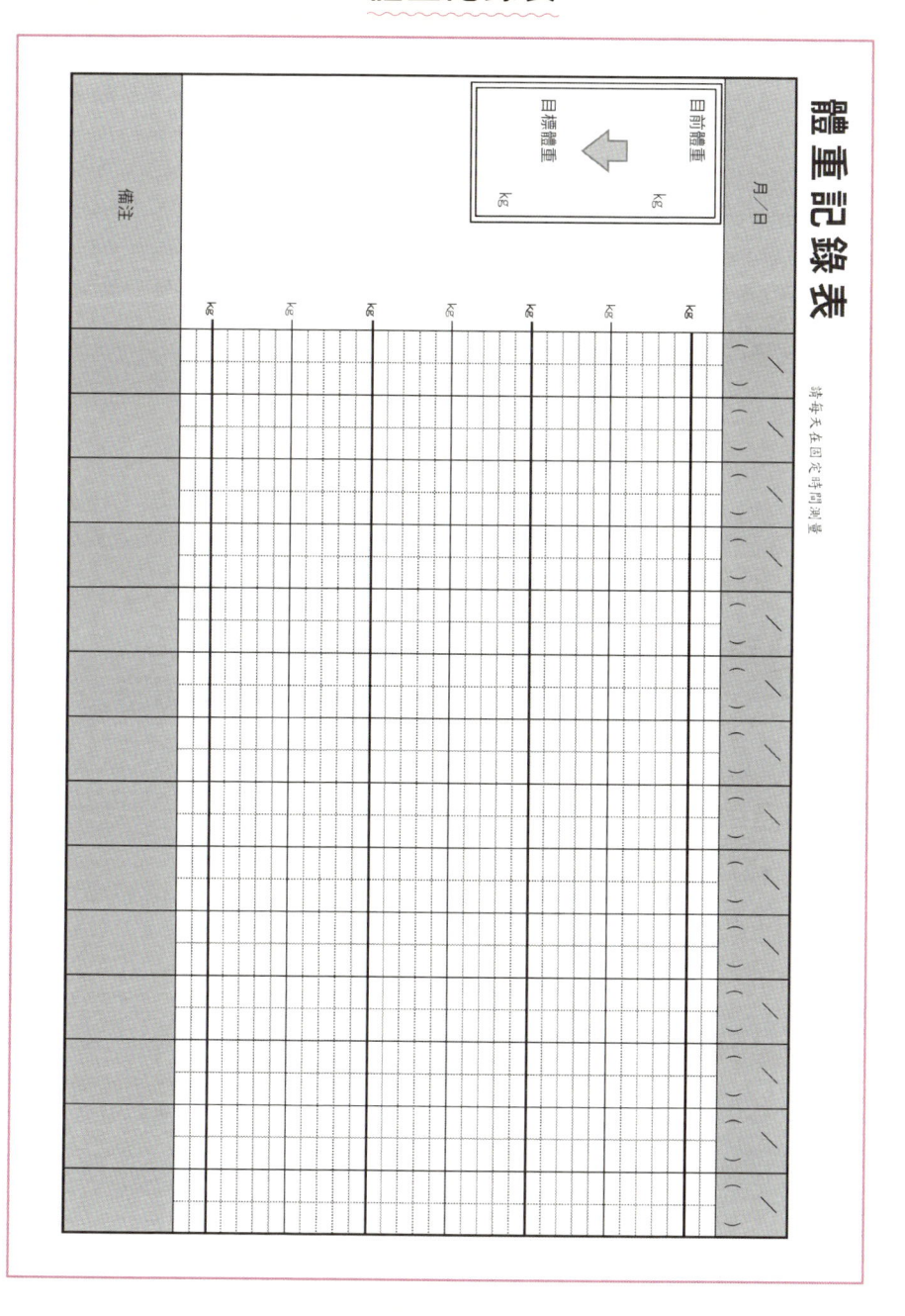

請每天在固定時間測量

月／日

目前體重　　kg

目標體重　　kg

kg　kg　kg　kg　kg　kg　kg

（　）／ ×15

備注

Hint 4

也能抑制血糖急升

吃早餐才能瘦！

有些人會因爲早上太忙沒時間吃，或覺得少吃一餐就能減少攝取碳水化合物而跳過早餐，甚至只喝咖啡或蔬菜汁，但是這樣的做法完全錯誤！

我們已經知道血糖急升會引發糖尿病與脂肪肝，但你知道嗎？不吃早餐反而更容易導致血糖急升！這是因爲「第二餐效應（Second Meal Effect）」，也就是說，第一餐的內容會影響第二餐的血糖反應。好好吃早餐，就能抑制午餐後血糖的急劇上升。

另外，早餐若能攝取適量主食、蛋白質與蔬菜（膳食纖維），可以促進腸胃活動、提升代謝，調整體內節律，也有助於改善排便習慣，對健康益處多多。

肝臟醫師推薦的早餐

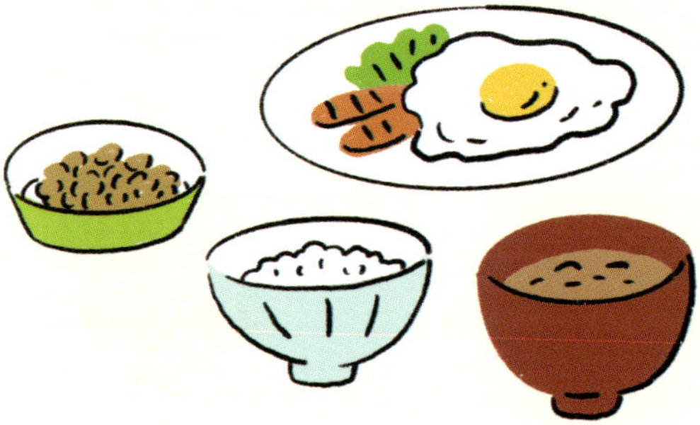

如果是日式早餐的話，建議搭配白飯、荷包蛋或玉子燒、納豆，以及加入大量蔬菜的豐富味噌湯。忙碌的時候，只要在蔬菜味噌湯中加入豆腐或雞蛋，再配上一個飯糰，就能輕鬆完成一份簡單的A套餐。

某天的早餐

我們家經常吃長野特產的藍莓。冷凍保存後稍微解凍，還帶著顆粒感的口感也很好吃。這一天早上吃的是使用小麥麩製成、富含膳食纖維的穀片，搭配高蛋白的自製裏海優格，加上冷凍藍莓的西式早餐。

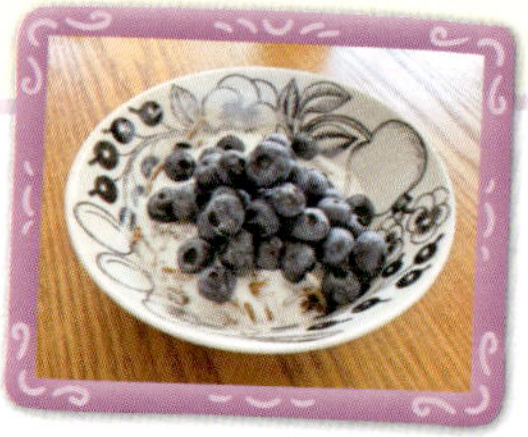

（攝影：尾形哲）

Hint 5

用小碗換算就可以輕鬆計算

一天攝取350g蔬菜的小技巧

肝臟保健三大守則之一，就是「攝取蔬菜量比以往多一倍、每日目標爲**350g**以上」。如**Hint3**中所說，理想上應該是秤量後再攝取，但每樣蔬菜都秤重實在很有壓力。而且吃外食或購買熟食時，通常也無法知道確切重量。

因此，我希望各位記住小碗換算法。以一小碗蔬菜約等於**70g**爲標準，每天吃**5～6**碗即可。主菜的配菜蔬菜或是蔬菜味噌湯也可以算一碗。書中介紹的**A**套餐的豐富湯品與小火鍋、**B**套餐的主菜、**C**套餐的一碗定食，都可視爲**2～3**碗的份量。

不過，馬鈴薯等根莖類、南瓜、玉米因爲含碳水量較高，不列入蔬菜計算，請視爲主食的一部分。

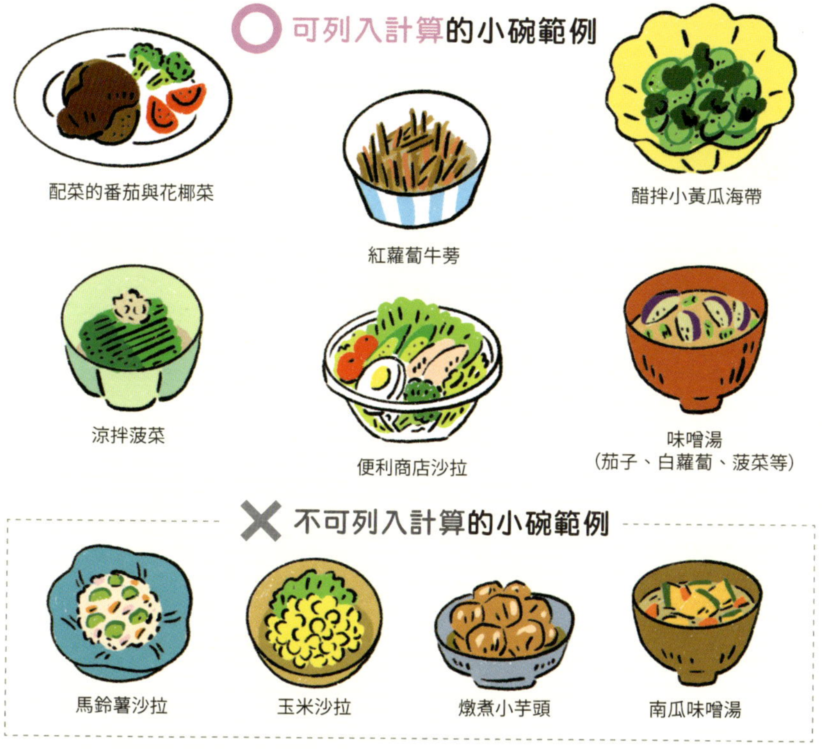

Hint 6

含糖飲料充滿陷阱
飲料請選擇水、茶、黑咖啡

在攝取糖分方面要特別小心的是甜味飲料，也就是含糖飲品。市售飲料大多含有以玉米爲原料提煉的「高果糖漿」，而這種「果糖」只能由肝臟代謝，過量攝取會對肝臟造成很大的負擔。

以下列出了含有「高果糖漿」的飲料範例，其中也包括了常被認爲健康的蔬果汁、運動飲料與乳酸菌飲料等。然而，這些飲料對脂肪肝或糖尿病患者來說，可能會讓病情惡化。實際上，許多脂肪肝患者都有飲用含糖飲料的習慣，只要停止飲用，就能觀察到肝功能的改善。建議日常飲品以水、茶或黑咖啡爲主。

含有高果糖漿的飲品範例

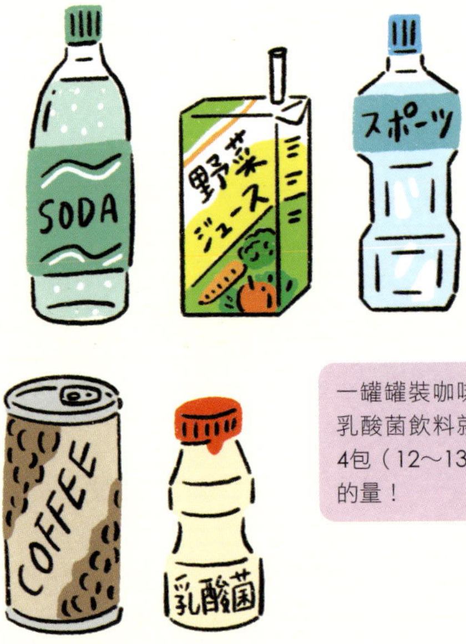

碳酸飲料、100%果汁（如柳橙汁）、100%蔬菜汁、優酪乳、運動飲料、罐裝咖啡、奶茶、綜合營養飲品、乳酸菌飲料等

一罐罐裝咖啡或一瓶乳酸菌飲料就含有約4包（12～13g）砂糖的量！

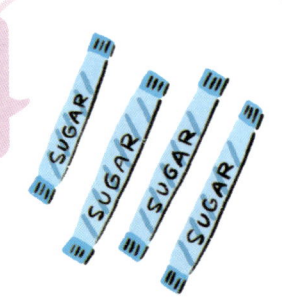

Hint 7

容易發胖，也會加重肝臟負擔

要特別注意超加工食品！

所謂的「超加工食品」，簡單來說就是含有大量糖、鹽與脂肪的加工食品，並且有很多添加物，讓食物能在常溫下保存或延長保存期限。**Hint 6**中提到的肝臟大敵「高果糖漿」也常用於超加工食品。

超加工食品可說是造成脂肪肝與肥胖的元凶。美國有一項研究找來**20**位男女，分別於兩週內攝取超加工與最少加工食品，結果顯示，攝取超加工食品期間平均每日熱量多出**500kcal**，體重也有所上升。

當然，完全避免超加工食品並不實際。建議在養肝的第一個月盡量避免，之後努力減少攝取頻率。以下圖表為改編自**Michael Greger**醫師著作《不要因為三餐而死〔食材篇〕》(食事のせいで、死なないために[食材別編]，NHK出版)中「食物紅綠燈」的概念，可作為肝臟保健的參考。

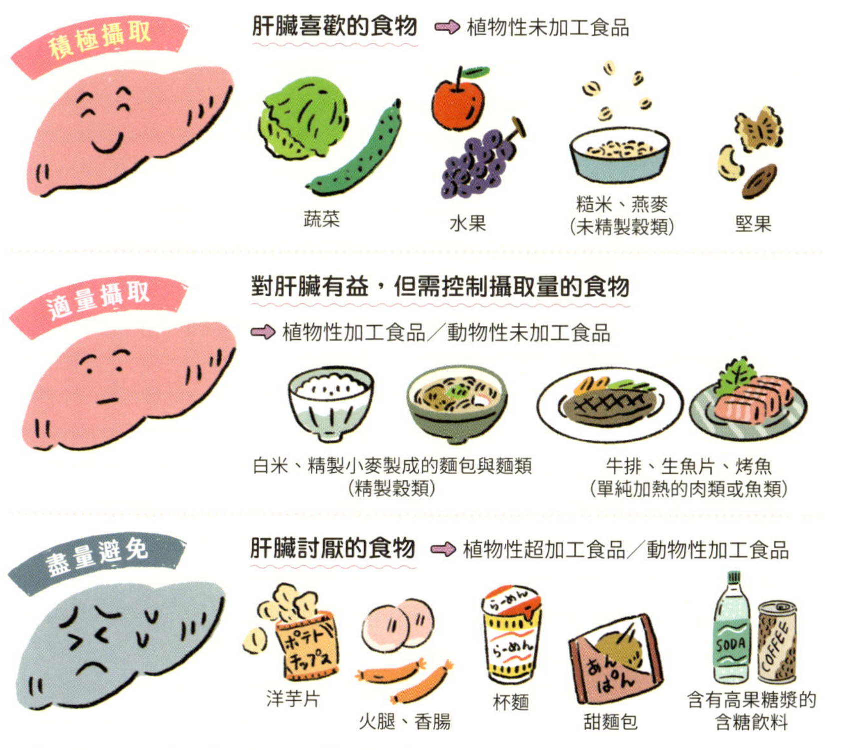
積極攝取
肝臟喜歡的食物 ➡ 植物性未加工食品
蔬菜
水果
糙米、燕麥
(未精製穀類)
堅果
適量攝取
對肝臟有益，但需控制攝取量的食物
➡ 植物性加工食品／動物性未加工食品
白米、精製小麥製成的麵包與麵類
(精製穀類)
牛排、生魚片、烤魚
(單純加熱的肉類或魚類)
盡量避免
肝臟討厭的食物 ➡ 植物性超加工食品／動物性加工食品
ポテトチップス
洋芋片
火腿、香腸
らーめん
杯麵
あんぱん
甜麵包
SODA
COFFEE
含有高果糖漿的
含糖飲料

Hint 8

戒不掉就先減量 ①

與零食共存的方法

肝臟保健的基本原則是「三餐吃好，避免吃零食」，但要立刻完全戒掉零食並不容易。如果無法馬上戒掉，就從「減少」開始吧。

此時，「該先減少什麼」就是關鍵了。請優先戒除**Hint 6**、**7**中提到的「含糖飲料」與「超加工食品」。如果真的想吃點心，可選擇**Hint 7**中介紹的植物性未加工食品。但請注意要避免暴飲暴食。以下列出幾項適合嘴饞時吃的食物：含有豐富礦物質的堅果、富含蛋白質又有飽足感的水煮蛋，雖是加工品但營養成分不差的起司、魚肉香腸與近期便利商店常見的豆腐棒都不錯。如果真的很想吃甜食，建議吃**3～5**顆剝殼甜栗子。雖然碳水量偏高，但含有豐富膳食纖維，有助於防止血糖急遽上升。如果太過壓抑想吃的欲望，反而會造成壓力，不利肝臟保健。學會聰明選擇才是上策。

要吃就吃這個吧！

低糖、富含礦物質與蛋白質

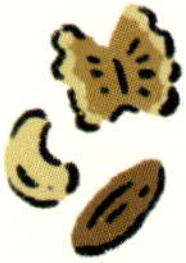

堅果

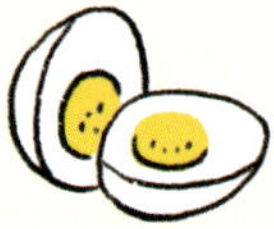

水煮蛋

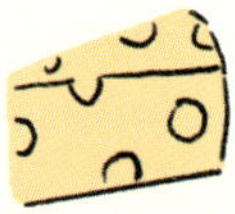

起司

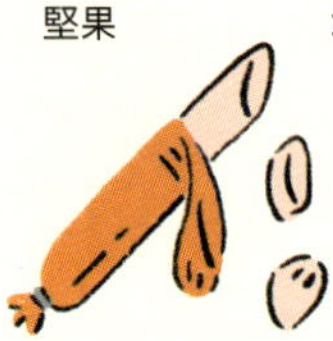

魚肉香腸

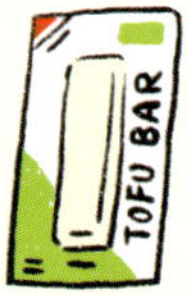

豆腐棒

如果真的很想吃甜食

剝殼甜栗子（3～5顆）

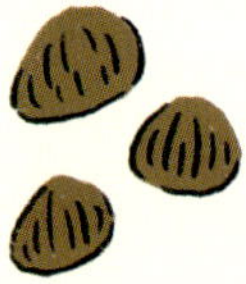

! 應該立刻戒除的食物

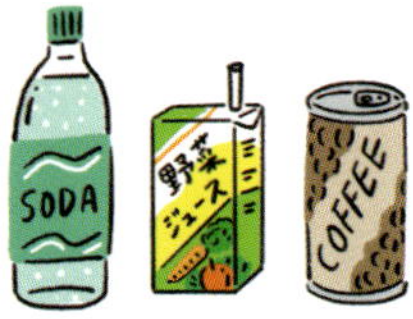

含糖飲料

小心「零卡路里」的人工甜味劑

- 蔗糖素（Sucralose）
- 阿斯巴甜（Aspartame）
- 甜菊素（Stevia）

別以為「零卡」就不會發胖。這些非營養性人工甜味劑近年已被世界衛生組織（WHO）指出不具減重效果，長期攝取還可能會對健康造成危害。

Hint 9

戒不掉就先減量 ②

與酒精共存的方法

就像零食一樣，如果戒不掉酒，就從「減量」開始吧。

那麼應該減到什麼程度呢？每天都喝的人，可以先從每週安排一天「休肝日」開始。每天的飲酒量，若是喝酒不會臉紅（酒精代謝酵素活性高）的人，建議從純酒精**60g**起步；會臉紅的人，則從**40g**開始減量。

雖然**0**碳水的燒酒或威士忌常被認爲不易致胖，但其實每**1g**酒精含有**7.1kcal**，加上市售的調酒所使用的蘇打水可能含有碳水，結果可能比等量的啤酒熱量更高、碳水更多。酒精也有可能變成你一天中的第四餐，因此喝酒時建議減少主食的攝取。

此外，飲酒方式也會影響體重控制。像是不要用啤酒杯，而是用瓶裝啤酒分著喝、喝酒期間穿插喝水、不要空腹猛喝，先吃些蔬菜或蛋白質類配菜再喝等，這些小技巧都能避免發胖。

每日

控制酒量如下！

不會臉紅的人

純酒精**60g**

啤酒

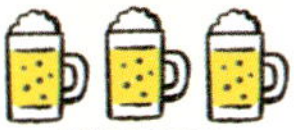

啤酒杯**3**杯

葡萄酒

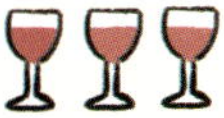

紅酒杯**3**杯

日本酒

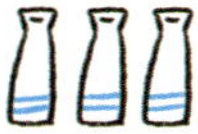

3杯

罐裝調酒

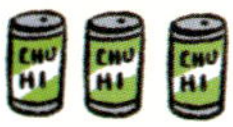

3罐（每罐350ml）

會臉紅的人

純酒精**40g**

啤酒

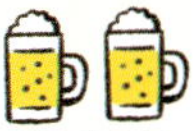

啤酒杯**2**杯

葡萄酒

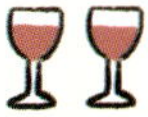

紅酒杯**2**杯

日本酒

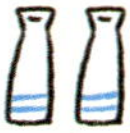

2杯

罐裝調酒

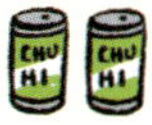

2罐（每罐350ml）

提升「品質」來防止喝過量

所謂高CP值的刺激型罐裝調酒，會讓血中酒精濃度迅速上升，且通常含有甜味劑，容易導致發胖。反而是慢慢品味品質較好的酒，才能從根本防止喝過頭。

「無酒精飲品」也是選項之一

有研究指出，即使是無酒精飲料，也能帶來與酒精相似的放鬆效果。對於因壓力而想喝酒的人來說，無酒精啤酒或低酒精飲品都是不錯的替代選擇。

Hint 10

體重停滯期也能發揮效果
目標是每天運動10分鐘以上

這裡提到的運動，與其說是爲了減重，不如說是爲了維持肌肉量、打造不易發胖的體質。因此，我們不需要做會喘的激烈運動，著重在「每天持續至少**10**分鐘」才是關鍵。

以下介紹的是容易上手的肌力訓練與有氧運動。建議的時間是在「餐前或餐後**30**分鐘內」。透過餐前後的運動，可以消耗肌肉中的肝醣，進而降低餐後血糖值的高峰。

當進入體重下降的停滯期時，運動也同樣有效。提升肌肉量有助於提升基礎代謝，進而打造易瘦的體質。

推薦肌力訓練❶ 慢速深蹲

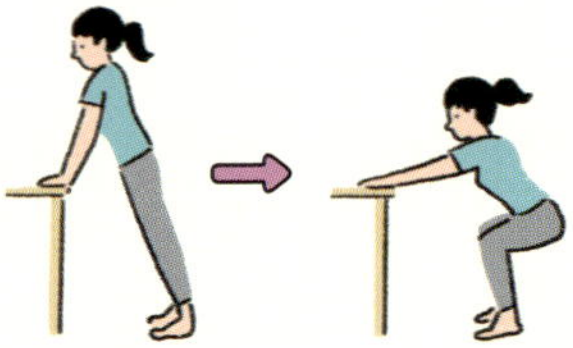

❶ 雙腳與肩同寬，手扶穩定的椅背或桌子。

❷ 想像屁股往後坐，用7秒慢慢下蹲，再用7秒慢慢站回原位。做10次為1組，休息1～2分鐘後再進行2～3組。

推薦肌力訓練❷ 棒式

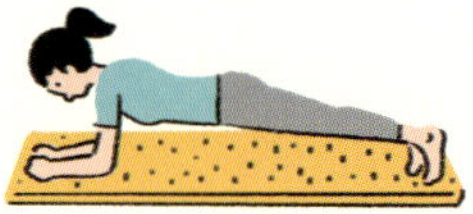

俯臥，用前臂與手肘、腳尖支撐身體，讓肩膀到腳踝成一直線。一邊慢慢呼吸，一邊保持姿勢20秒為1組，休息10秒，重複3組。

推薦有氧運動❶ 慢速階梯運動

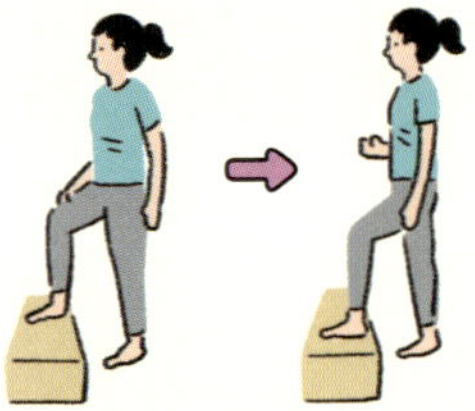

❶ 一隻腳踏上踏板，再換另一隻腳踏上踏板。

❷ 再以同樣順序踏下來。連續做10～15分鐘。

※ 若家中沒有踏板，也可使用樓梯。

推薦有氧運動❷ 間歇快走

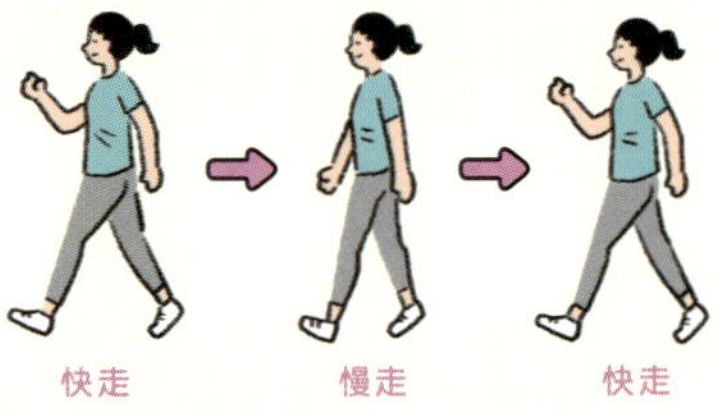

❶ 交替進行3分鐘快走與3分鐘慢走。

❷ 可利用去便利商店或車站的途中進行，約10分鐘。

※ 此方法由信州大學大學院特聘教授能勢博教授提出。

Hint 11

即使只是維持體重，也能持續減脂

只要能維持六個月就代表成功了！

如果你在一個月內減掉**2kg**、三個月減掉**6kg**(約為原體重的**7%**)，那麼接下來就嘗試將這個體重維持六個月吧。

根據「**Smart**門診」的患者觀察，只要能維持六個月，這個體重就會成為你新的「自然體重」。

正如開頭所說，關鍵在於第一個月能否減掉**2kg**。只要在這段期間成功了，你就能掌握正確的飲食方式，接下來兩個月就會逐漸習慣這樣的吃法。到了最後三個月，你甚至能不知不覺地進行肝臟保健。

在這段「維持期」中，只要體重不再上升，就可以稍微增加白飯量，偶爾吃點零食或喝點酒也沒問題。請一邊觀察體重變化，一邊調整飲食方式。這樣一來，你將能一輩子擁有健康的肝臟與不易發胖的體質！

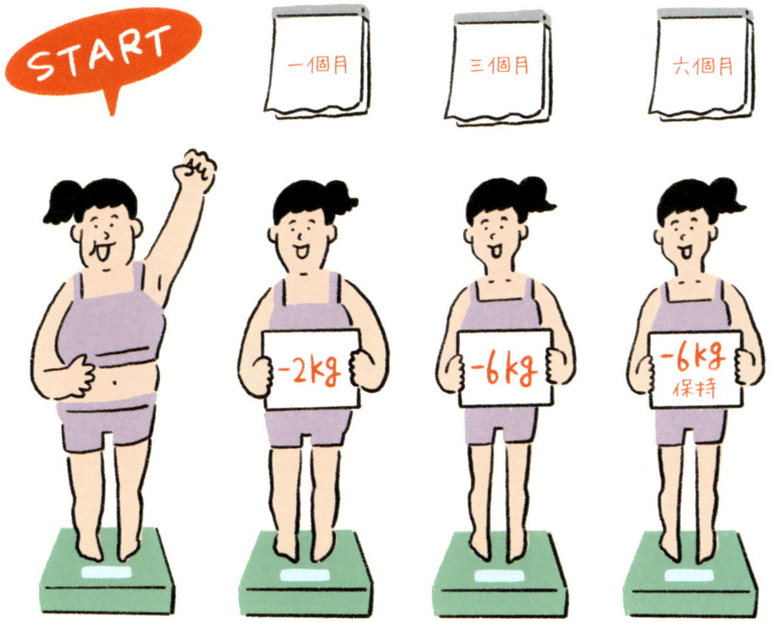

一目瞭然！

蛋白質含量

以下列出各主要蛋白質食材每 100g 中所含的蛋白質量：

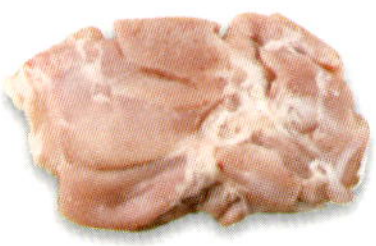
雞腿肉
17.0g

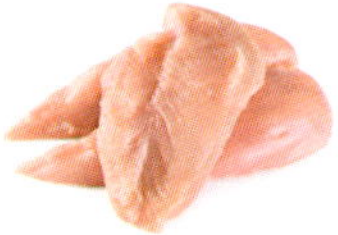
雞胸肉
17.3g

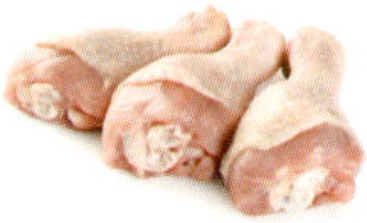
小雞腿
16.7g

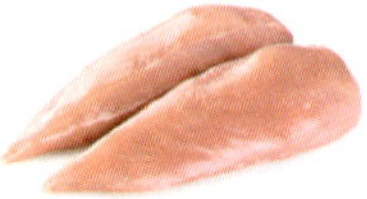
雞里肌
19.7g

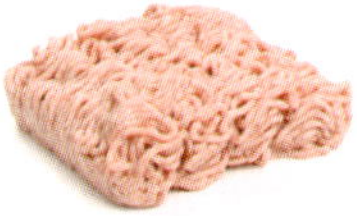
雞絞肉
14.6g

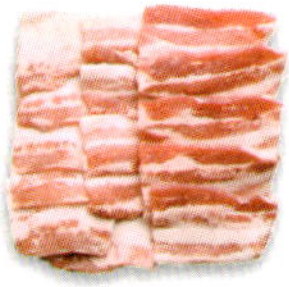
豬五花肉
12.8g

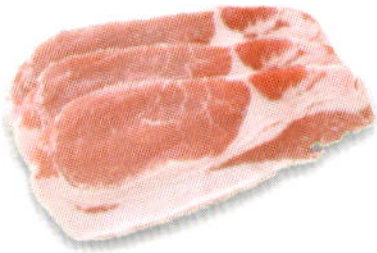
豬里肌肉
17.2g

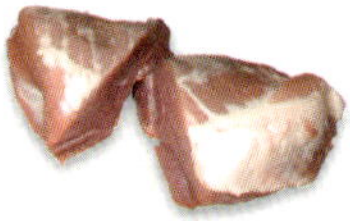
豬腿肉
16.9g

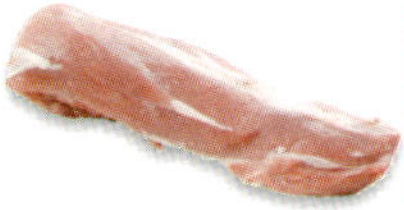
豬腰內肉
18.5g

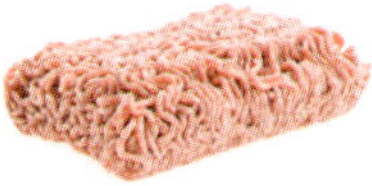
豬絞肉
15.9g

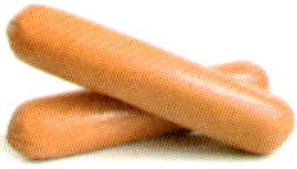
法蘭克福香腸
11.0g

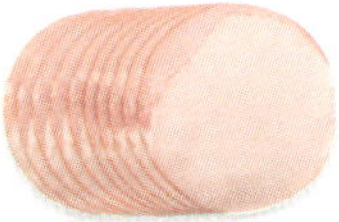
里肌火腿
16.0g

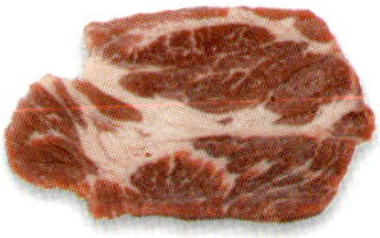
牛肩里肌肉
13.7g

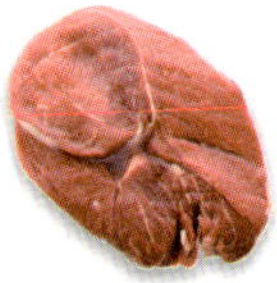
牛腿肉
16.0g

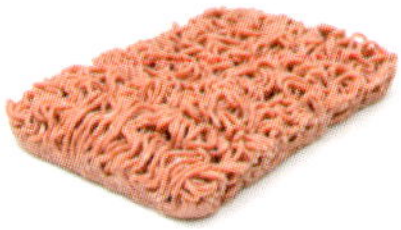
牛絞肉
14.4g

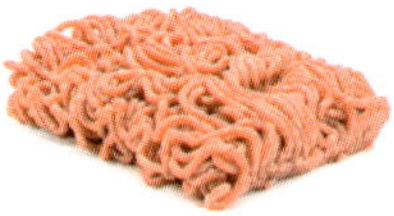
混合絞肉
14.9g（牛：豬=7：3）

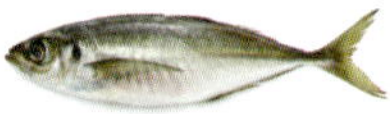
竹筴魚
16.8g

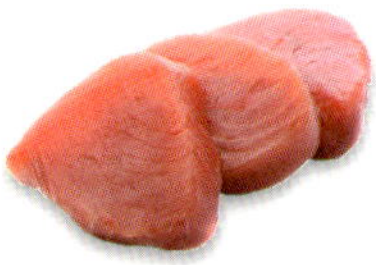
鰹魚
20.6g

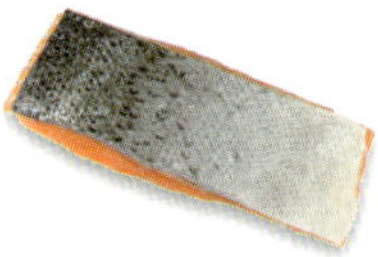
鮭魚
18.9g

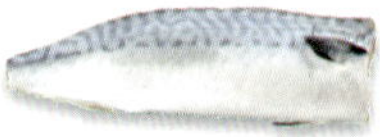
鯖魚
17.8g

※圖片僅為示意，並不代表100g的實際份量。
※實際含量可能依商品不同略有差異。

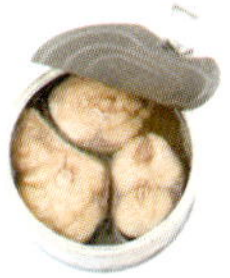
鯖魚罐頭(水煮)
17.4g

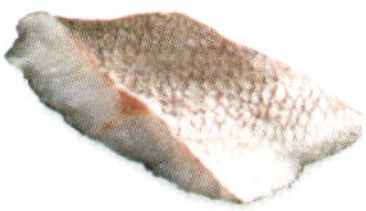
鯛魚
17.8g

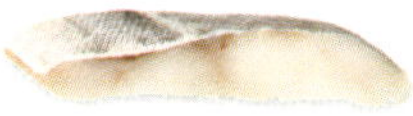
鱈魚
14.2g

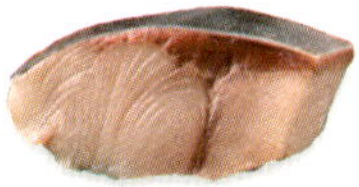
鰤魚
18.6g

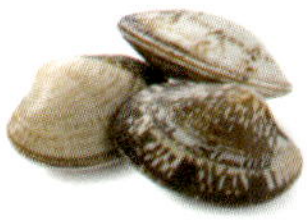
蛤蜊
4.6g

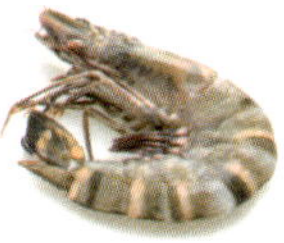
蝦
16.5g

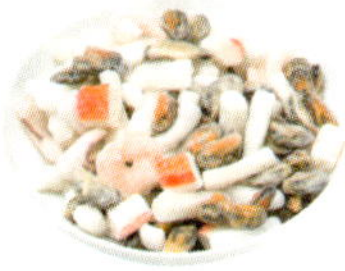
綜合海鮮
11.1g

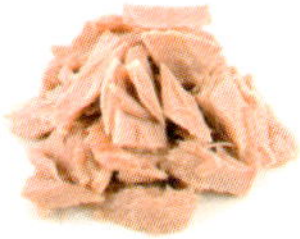
鮪魚罐頭(油漬)
14.4g

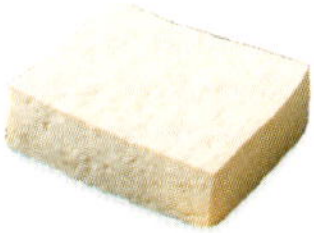
木綿豆腐
6.7g

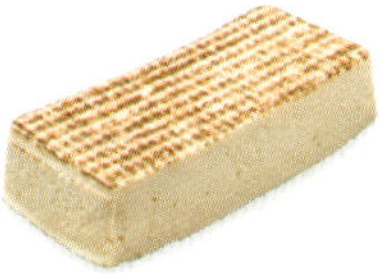
烤豆腐
7.8g

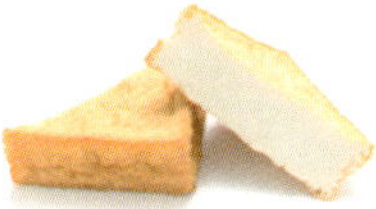
油豆腐
10.3g

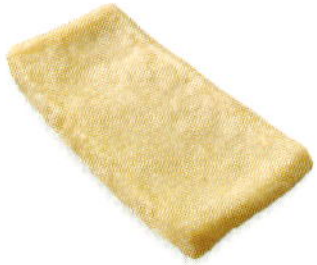
油豆皮
23.0g

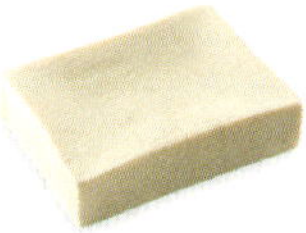
高野豆腐(乾)
49.7g

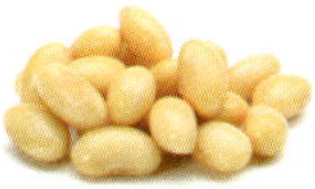
蒸黃豆
15.8g

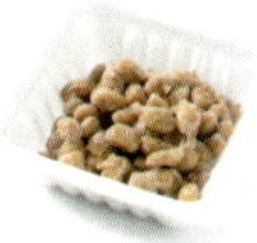
納豆(牽絲型)
14.5g

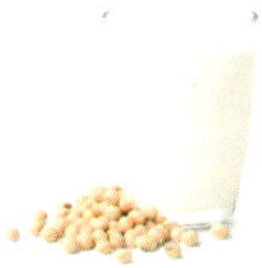
豆漿
3.4g

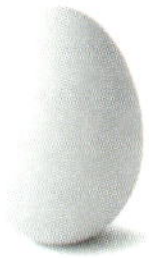
雞蛋
11.3g

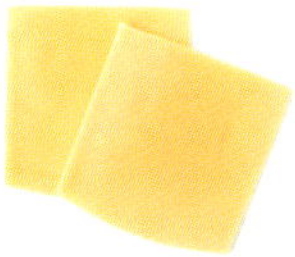
加工起司
21.6g

牛奶
3.0g

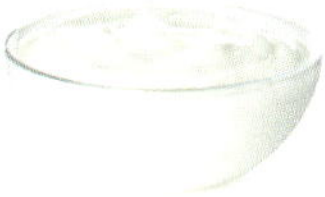
優格
3.3g

真：shutterstock.com、photoAC

一目瞭然！

膳食纖維含量

以下介紹富含膳食纖維食材每 **100g** 中所含的膳食纖維量。

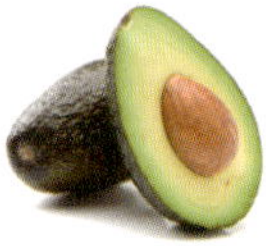
酪梨
5.6g

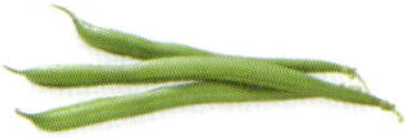
四季豆
2.4g

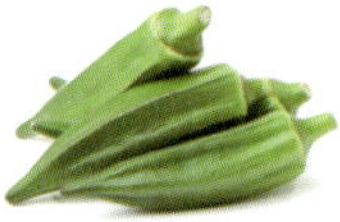
秋葵
5.0g

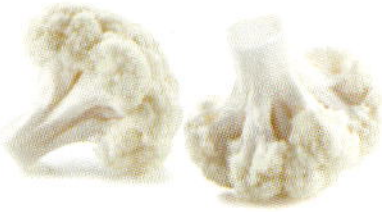
白花椰菜
2.9g

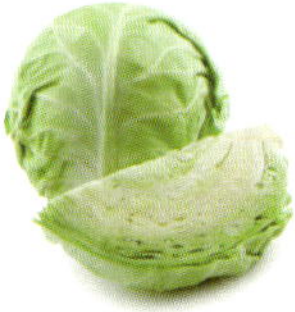
高麗菜
1.8g

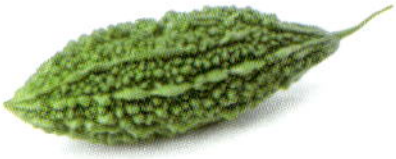
苦瓜
2.6g

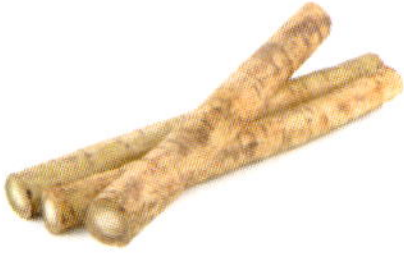
牛蒡
5.7g

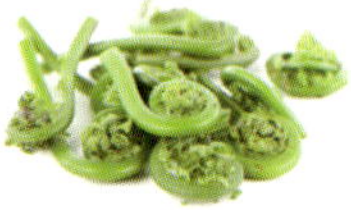
蕨菜
3.8g

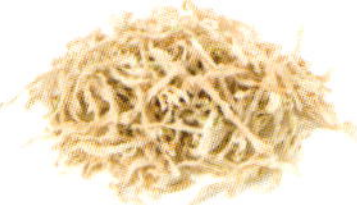
乾蘿蔔絲
21.3g

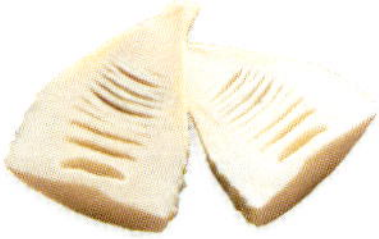
竹筍(水煮)
2.3g

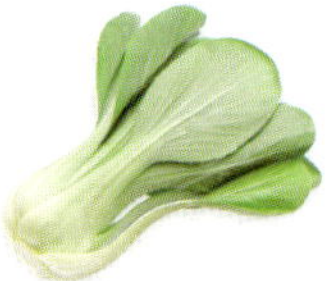
青江菜
1.2g

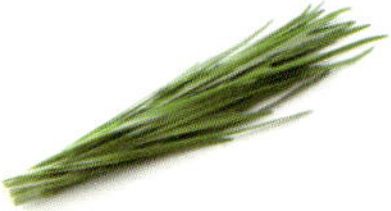
韭菜
2.7g

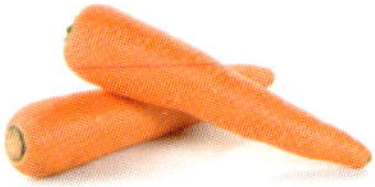
紅蘿蔔
2.8g

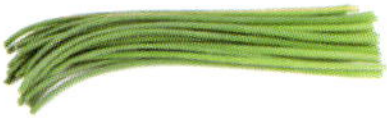
蒜苗
3.8g

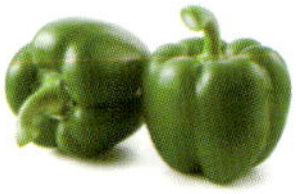
青椒
2.3g

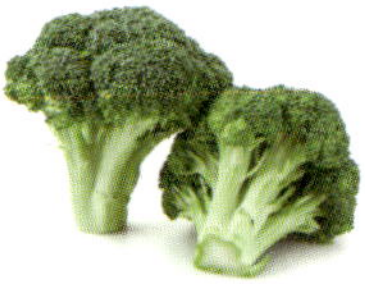
綠花椰菜
5.1g

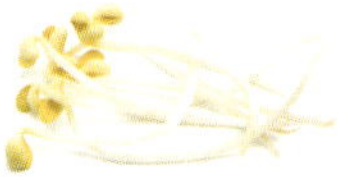
黃豆芽
2.3g

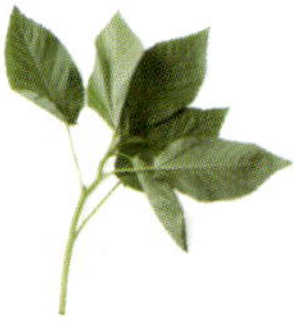
黃麻
5.9g

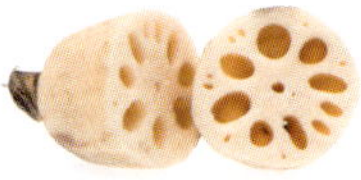
蓮藕
2.0g

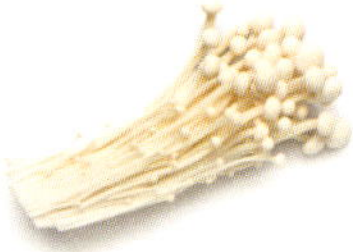
金針菇
3.9g

※ 圖片僅為示意，並不代表100g的實際份量。
※ 實際含量可能依商品不同略有差異。

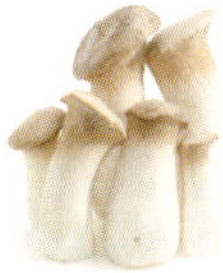
杏鮑菇
3.4g

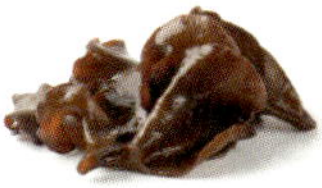
木耳(生)
5.6g

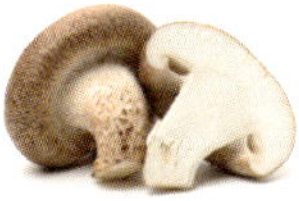
香菇
4.9g

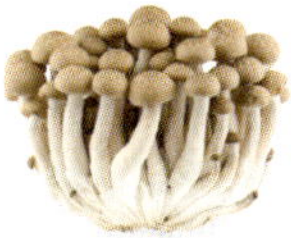
鴻喜菇
3.0g

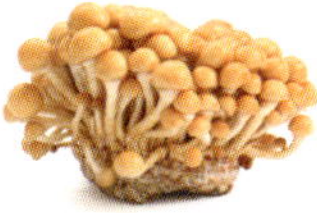
滑菇
3.4g

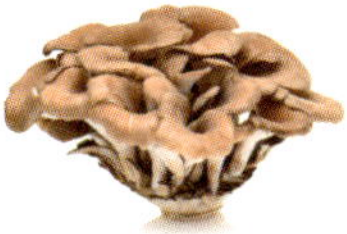
舞菇
3.5g

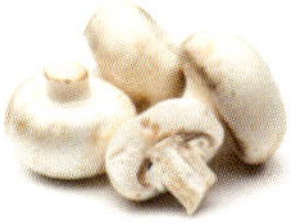
蘑菇
2.0g

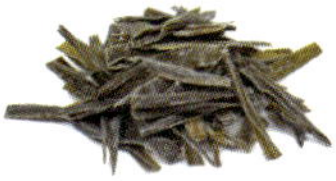
昆布絲
39.1g

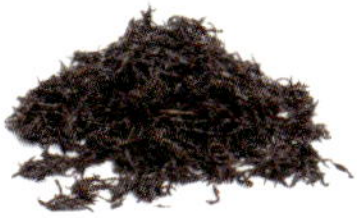
鹿尾菜(水煮)
3.7g

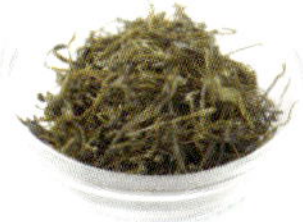
海藻(生)
3.4g

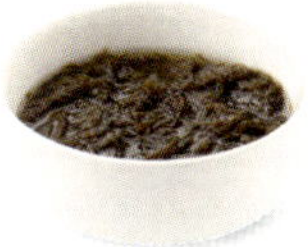
海帶(鹽漬)
1.4g

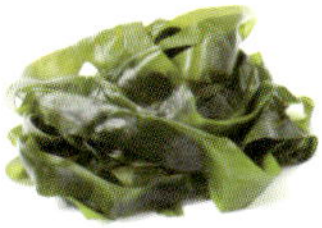
海帶芽(生)
2.9g

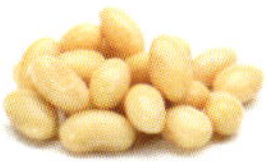
蒸黃豆
10.6g

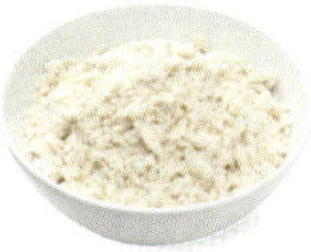
生豆渣
11.5g

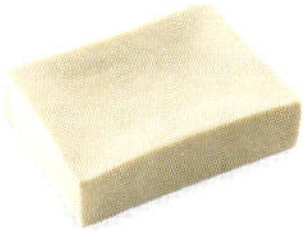
高野豆腐(乾)
2.5g

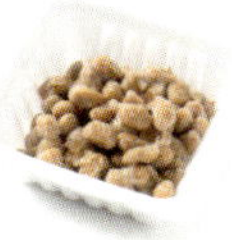
納豆(牽絲型)
6.7g

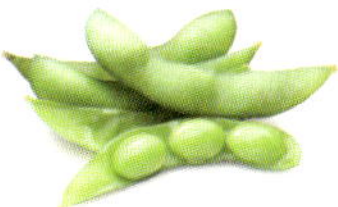
毛豆
5.0g

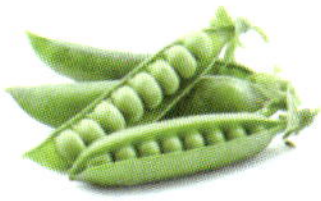
豌豆
7.7g

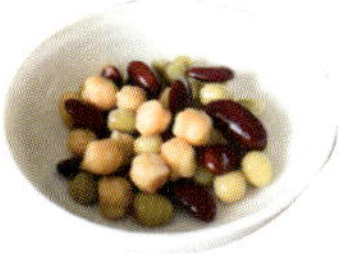
綜合豆
12.9g

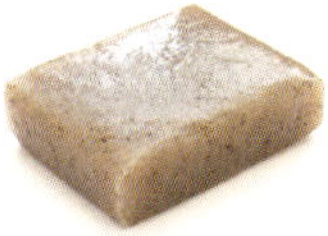
蒟蒻
2.2g

真：shutterstock.com、photoAC

食材索引

高寶書版集團
gobooks.com.tw

HD 158
逆轉脂肪肝
肝臟名醫X營養師實證設計養肝飲食，重啟高速代謝、輕鬆瘦肝，免疫力Up！
肝臓専門医×管理栄養士が教える 肝臓から脂肪を落とす！ 肝活レシピ

作　　者　尾形哲、牧野直子
譯　　者　涂紋凰
責任編輯　陳柔含
封面設計　林政嘉
內頁排版　賴姵均
企　　劃　陳玟璇

發 行 人　朱凱蕾
出　　版　英屬維京群島商高寶國際有限公司台灣分公司
　　　　　Global Group Holdings, Ltd.
地　　址　台北市內湖區洲子街88號3樓
網　　址　gobooks.com.tw
電　　話　（02）27992788
電　　郵　readers@gobooks.com.tw（讀者服務部）
傳　　真　出版部（02）27990909　行銷部（02）27993088
郵政劃撥　19394552
戶　　名　英屬維京群島商高寶國際有限公司台灣分公司
發　　行　英屬維京群島商高寶國際有限公司台灣分公司
法律顧問　永然聯合法律事務所
初版日期　2025年08月

國家圖書館出版品預行編目（CIP）資料

逆轉脂肪肝：肝臟名醫X營養師實證設計養肝飲食，重啟高速代謝、輕鬆瘦肝，免疫力Up！/尾形哲, 牧野直子著；涂紋凰譯. -- 初版. -- 臺北市：英屬維京群島商高寶國際有限公司臺灣分公司, 2025.08
　面；　cm. --（HD 158）

譯自：肝臓専門医×管理栄養士が教える 肝臓から脂肪を落とす！ 肝活レシピ

ISBN 978-626-402-310-8（平裝）

415.53　　　　1114009566